DR. ANDREA FLEMMER

Entzündliches Rheuma natürlich behandeln

Heilmittel, die für Linderung sorgen
Das können Sie selbst tun

2. Auflage

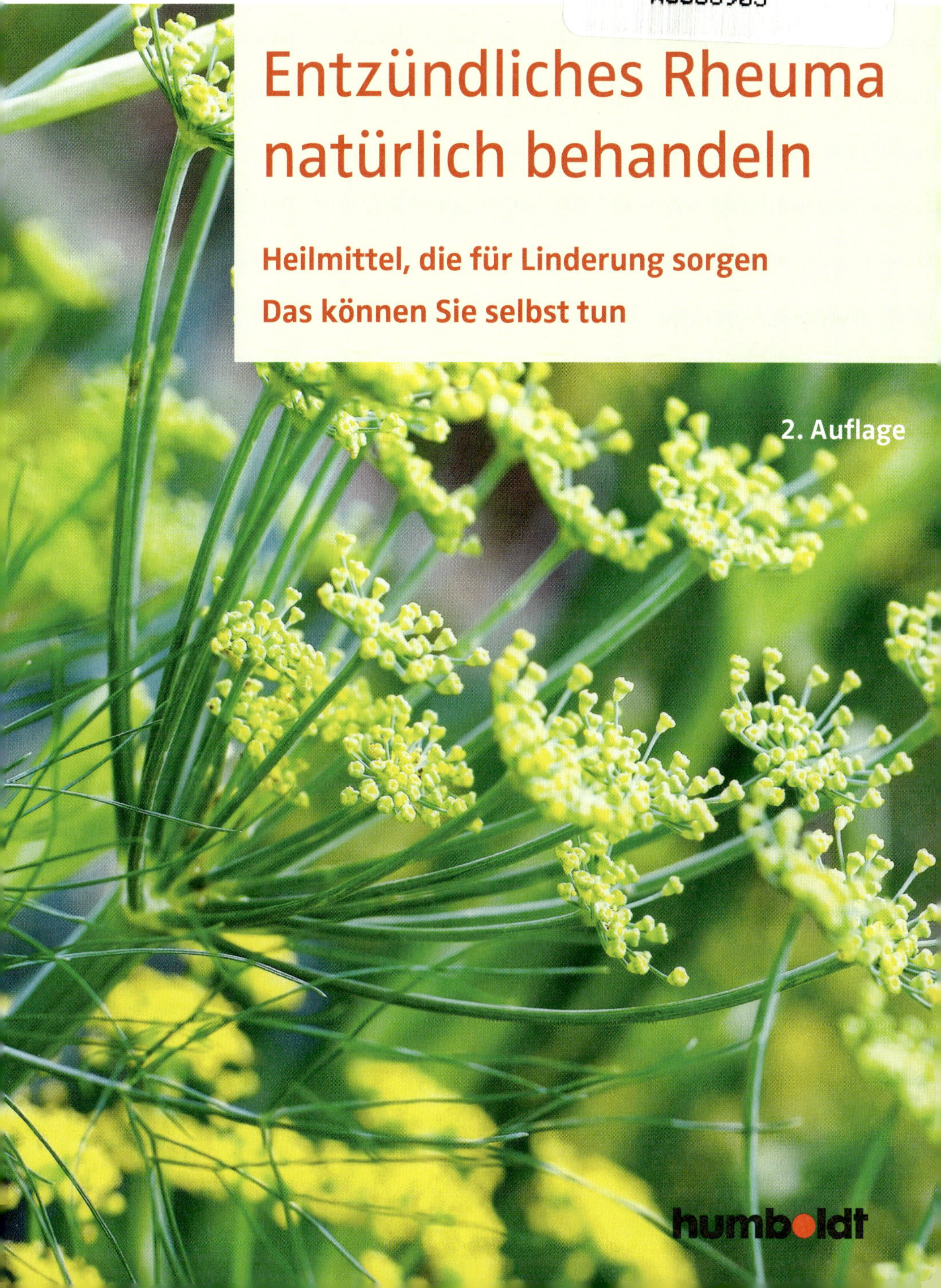

humboldt

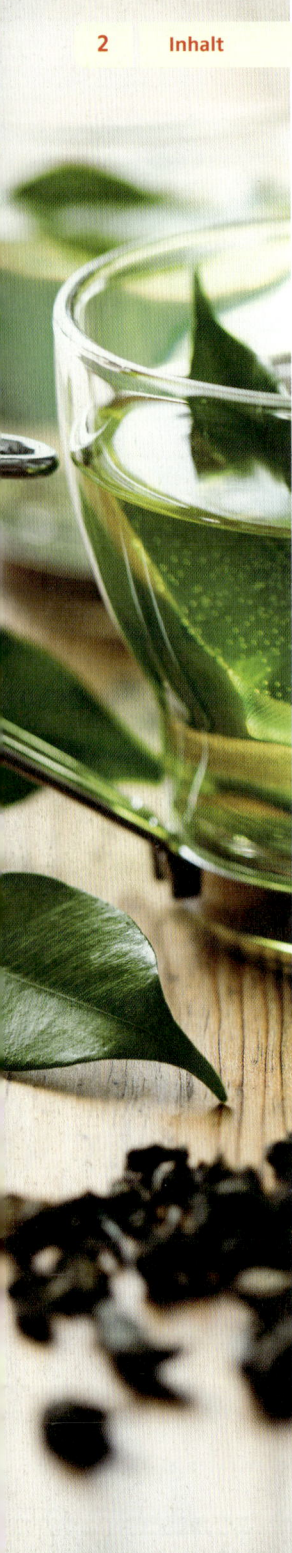

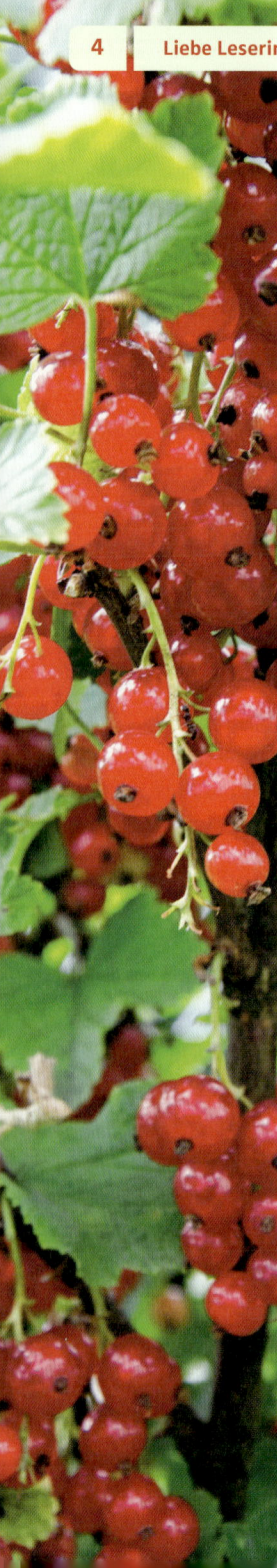

Liebe Leserin, lieber Leser

Mehr als hundert verschiedene Naturheilverfahren werden heute im deutschen Sprachraum angewendet. Immer häufiger wird dabei die klassische Schulmedizin mit den positiven Eigenschaften der Naturheilkunde kombiniert. Hier setzt die Reihe „Natürlich behandeln" der Schlüterschen Verlagsgesellschaft an, deren Autoren es sich zur Aufgabe gemacht haben, alle aktuellen und bewährten Maßnahmen fachkundig zu recherchieren, kritisch zu prüfen und leicht verständlich zusammenzustellen. Dabei verzichten wir auf spektakuläre oder exotische Verfahren und bevorzugen Methoden, deren Wirkung nachgewiesen ist, wie Heilfasten, Pflanzentherapie, körperliche Bewegung, Ernährungstherapie oder Entspannungsübungen. Mit diesem vernunftbetonten Ansatz heben sich unsere Ratgeber von vielen Titeln ab und unterstützen Sie dabei, den Krankheitsverlauf positiv zu beeinflussen. Dafür stehen wir:

* Wir sind Ihr Ratgeberspezialist für Ernährung und Gesundheit.
* Unsere Autoren sind Experten auf ihrem Gebiet, was eine hohe inhaltliche Qualität der Titel sicherstellt.
* Ratgeber werden für Laien geschrieben und nicht für Fachleute. Bei unseren Ratgebern achten wir folglich auf eine leichte Verständlichkeit und sind problemlösungsorientiert.

Wenn Sie Anmerkungen zu diesem Buch haben, sei es, dass Sie Lob oder konstruktive Kritik loswerden möchten, oder falls Sie eine Unstimmigkeit entdeckt haben sollten, so freue ich mich, wenn Sie mir schreiben.

Ihre
Katja-Maria Koschate
Lektorat Schlütersche Verlagsgesellschaft
koschate@schluetersche.de

VORWORT

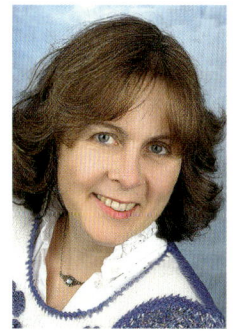

Wir können laufen, tanzen, springen und Purzelbäume schlagen, dank der über 140 Gelenke, die zum Teil eine Belastung von bis zu 1,5 Tonnen aushalten. Oft wissen wir das erst zu schätzen, wenn es nicht mehr reibungslos läuft.

Weltweit sind etwa 1 Prozent der Bevölkerung von Rheuma, speziell der sogenannten rheumatoiden Arthritis betroffen. In Deutschland leiden etwa 800.000 Personen daran, jährlich kommen rund 25.000 dazu. Sie haben Schmerzen: Ihre Gelenke sind geschwollen, warm und druckempfindlich. Kraftlosigkeit und morgendliche Steifigkeit in den Gelenken beeinträchtigen das Leben zusätzlich.

Als mögliche Hauptursache von entzündlichem Rheuma gilt ein fehlgesteuertes Immunsystem, bei dem körpereigene Zellen angriffen werden (Autoimmunerkrankung). Rheuma ist die am häufigsten vorkommende chronisch-entzündliche Gelenkerkrankung. Frauen sind davon etwa dreimal so oft betroffen wie Männer. Warum das so ist, weiß man nicht.

Dieses Buch möchte helfen, Ihre Beschwerden zu lindern. Dafür lernen Sie zahlreiche Möglichkeiten kennen. Neben den Grundregeln, die beachtet werden müssen, um die Krankheit in den Griff zu bekommen, können Sie diejenigen Verfahren testen, die Ihnen am meisten zusagen. Viele dieser Ansätze sind wissenschaftlich untersucht, manche spiegeln nur Erfahrungswerte wider. Mithilfe natürlicher Methoden können Sie vielleicht Ihre Medikamente reduzieren, manche eventuell sogar ganz weglassen.

Viel Erfolg dabei wünscht Ihnen Ihre

Dr. Andrea Flemmer

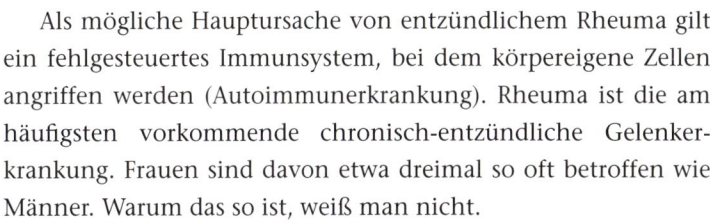

!

Hinweis
Im Anhang finden Sie ein kleines Lexikon, in dem wichtige Fachbegriffe, die in diesem Buch häufig auftauchen, kurz erklärt werden.

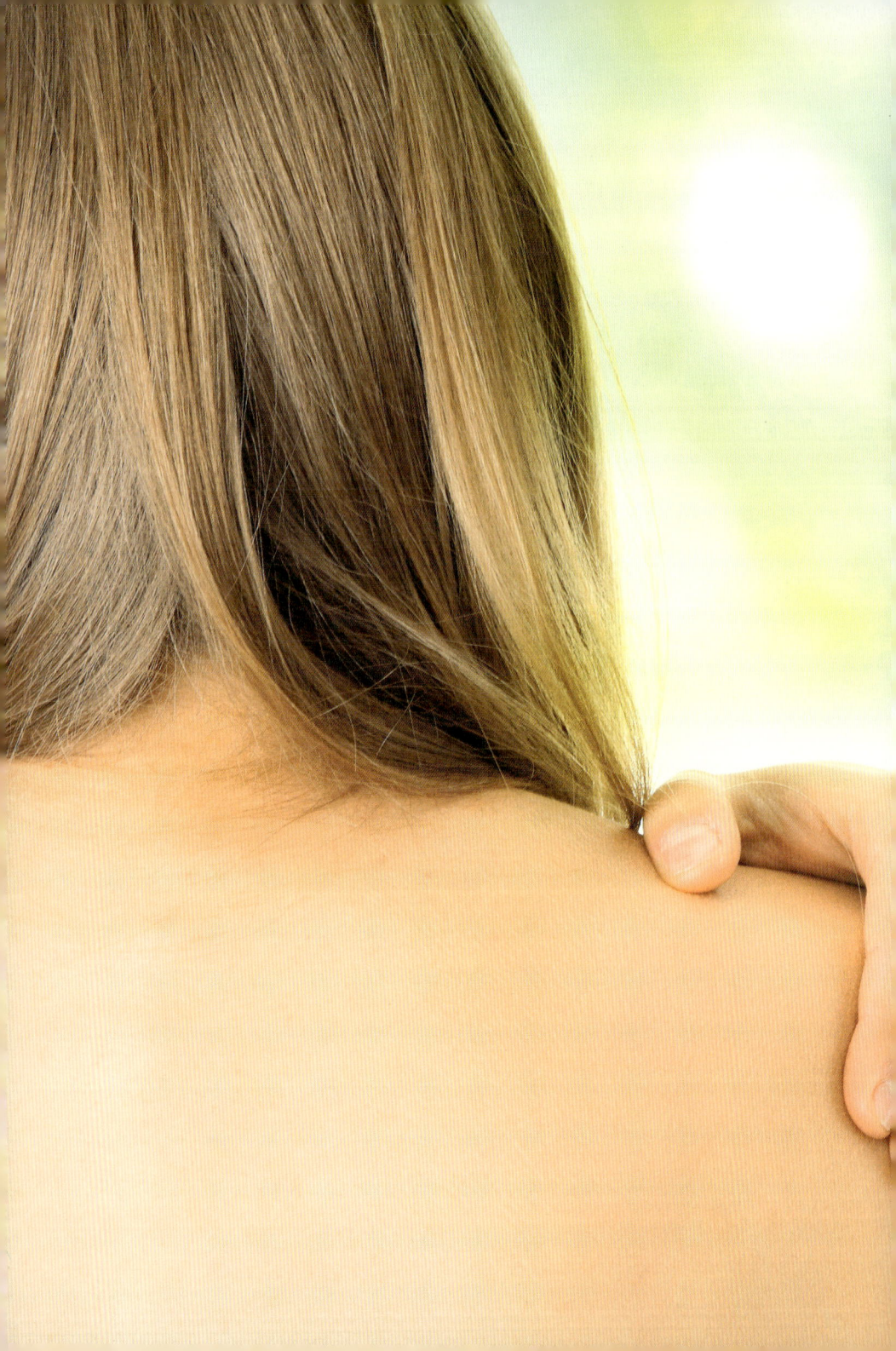

ENTZÜNDLICHES RHEUMA – WICHTIG ZU WISSEN

Die rheumatoide Arthritis ist die häufigste Form des rheumatischen Formenkreises. Vielleicht wurde dieses entzündliche Rheuma bereits bei Ihnen diagnostiziert und Sie kennen die Schmerzen und Einschränkungen, die damit einhergehen, nur zu gut. Oder Sie fürchten, daran erkrankt zu sein. In diesem Kapitel erfahren Sie, wie man entzündliches Rheuma erkennt, wie es behandelt wird und welche Faktoren es begünstigen.

Welche Rheumaformen gibt es?

Als „Rheuma" bezeichnet man alle Beschwerden am Stütz- und Bewegungsapparat mit fließenden, reißenden und ziehenden Schmerzen. Betroffen sind Gelenke, Muskeln, Knochen, Bindegewebe oder Sehnen. Sie sind von Verschleißerscheinungen oder Entzündungen gekennzeichnet, die immer wieder aufflammen und zu Schmerzen, Schwellungen und Bewegungseinschränkungen führen.

International klassifiziert man Rheuma als „Krankheiten des Muskel-Skelett-Systems und des Bindegewebes" und teilt sie in etwa 200 bis 400 einzelne Erkrankungen ein. Diese unterscheiden sich sehr in ihrem Beschwerdebild, ihrem Verlauf sowie der Prognose und sind schwer zu diagnostizieren. Auf diesem Umstand beruht auch der spöttische Satz: „Was man nicht erklären kann, sieht man gern als Rheuma an!" Die korrekte Bezeichnung lautet „Krankheiten des rheumatischen Formenkreises".

> **!**
>
> Rheuma kommt von *griech.* rheo = ich fließe.

In der Regel unterscheidet man bei Rheuma vier bis fünf große Gruppen:

1. Entzündliche Rheumaerkrankungen: rheumatoide Arthritis
2. Verschleißbedingte oder auch degenerative Rheumaerkrankungen: z. B. Arthrose, Bandscheibenerkrankungen, Tennisarm
3. Weichteilrheumatismus: Hier sind nicht die Gelenke, sondern Sehnen, Muskeln und innere Organe betroffen. Fibromyalgie ist die ausgeprägte Form davon.
4. Stoffwechselerkrankungen mit rheumatischen Beschwerden, auch pararheumatische Erkrankungen genannt: Gicht, Osteoporose, Knochenerweichung
5. Manchmal wird als fünfte Gruppe Rückenbeschwerden genannt.

Zu den häufigsten Rheumaerkrankungen gehört die rheumatoide Arthritis. Mit ihr beschäftigt sich dieses Buch und zeigt nicht medikamentöse Behandlungsalternativen auf.

Diese Erkrankung meinen Ärzte in der Regel auch, wenn sie von „Rheuma" sprechen. Sie wird auch als „Gelenkrheuma" und früher als „chronische Polyarthritis" bezeichnet. Man versteht darunter eine chronische Entzündung der Gelenke, die vor allem die Finger-, Hand-, Ellbogen-, Knie-, Fuß- und Halswirbelsäulengelenke – und zwar beidseitig – betrifft, woraus Schmerzen und Bewegungseinschränkungen sowie Gelenkdeformierungen resultieren. Diese Entzündung der Gelenke mit fortschreitender Zerstörung der Gelenkknorpel gilt als das klassische rheumatische Krankheitsbild. Im Krankheitsverlauf kommt es zu Gelenkverformungen und zur Zerstörung des Gelenkknorpels bzw. -knochens. Die fortdauernden Entzündungsprozesse greifen die Gelenke an.

> **!**
> chronisch = dauerhaft
> *lat.* poly = viele, hier: viele Gelenke
> Arthritis = Gelenkentzündung

Wie unterscheiden sich Arthrose und rheumatoide Arthritis?

Rheumatoide Arthritis und Arthrose werden oft durcheinandergebracht, obwohl sie sich im Krankheitsbild und auch in ihrer Ursache unterscheiden. So schmerzen bei Arthrose die Gelenke, weil die Knorpelschicht angegriffen ist. Die Ursache ist entweder eine Überbelastung wie exzessiver Sport und Übergewicht oder Altersabnutzung. Bei rheumatoider Arthritis dagegen ist das Immunsystem gestört und demzufolge entzünden sich die Gelenke. Arthrose entwickelt sich langsam, nahezu unbemerkt über mehrere Jahre. Bei der rheumatoiden Arthritis gibt es Schübe, die teilweise schnell wieder verschwinden können, und die Patienten fühlen sich oft krank, erschöpft und haben Fieber. Arthrose-Patienten kennen hingegen derartige Krankheitsgefühle in der Regel nicht.

> **!**
> Frauen entwickeln dreimal häufiger entzündliches Rheuma als Männer.

Die häufigsten Ursachen für entzündliches Rheuma

> **!**
>
> Rheuma kann viele Ursachen haben. Sie sind noch nicht komplett erforscht.

Die Ursachen für Rheuma sind noch nicht vollständig erforscht. Man weiß, dass sowohl bei rheumatoider Arthritis („Entzündungsrheuma") als auch bei verschleißbedingten rheumatischen Erkrankungen („Abnutzungsrheuma" wie Arthrose) erbliche Faktoren eine Rolle spielen. Bei einer kleinen Gruppe entzündlich-rheumatischer Erkrankungen, den sogenannten infektreaktiven Arthritiden, ist meist eine bakterielle Infektion vor allem des Darms oder des Urogenitaltraktes (Blase und Geschlechtsorgane) vorangegangen. Eine Rolle scheinen außerdem körperlicher Stress, Witterungseinflüsse, Traumata und hormonelle Belastungen (z. B. bei Geburten) zu spielen. Auch die psychische Verfassung hat einen Einfluss, und zwar sowohl auf das erste Erscheinen der Krankheit als auch auf den Krankheitsverlauf.

> **!**
>
> Das körpereigene Immunsystem richtet sich gegen sich selbst.

Die entzündlich-rheumatischen Erkrankungen beruhen auf einer Autoimmunerkrankung des Körpers. Das bedeutet, dass sich das körpereigene Immunsystem gegen sich selbst richtet, während es den Körper normalerweise vor gefährlichen Eindringlingen wie Bakterien schützt.

Bei der rheumatoiden Arthritis wird die Gelenkinnenhaut angegriffen. Dies verursacht die schmerzhaften Entzündungen. Unterstützt werden diese Entzündungsprozesse von bestimmten hormonähnlichen Botenstoffen, den Eikosanoiden. Im Umkehrschluss bedeutet das, dass Entzündungsprozesse im Körper vermindert werden, wenn der Körper wenig entzündungsfördernde Eikosanoide bildet. Entsprechend sollte eine Ernährung bei rheumatoider Arthritis in erster Linie die Bildung dieser Botenstoffe verringern.

Wie verläuft die rheumatoide Arthritis?

Typisch für Autoimmunerkrankungen ist, dass sie einen sehr unterschiedlichen Verlauf nehmen: Manche Patienten sprechen auf die Therapie ausgezeichnet an, bei anderen ist kein Effekt festzustellen. Außerdem sind die Grenzen zwischen den verschiedenen rheumatischen Erkrankungen oft fließend. Es können sogar Symptome verschiedener Rheumaformen bei nur einem Patienten auftreten, man nennt das im Fachausdruck „Overlap Syndrom".

Wie die rheumatoide Arthritis tatsächlich verläuft, ist schwer vorherzusagen. In der Regel schreitet sie in Schüben voran. Das heißt: Es gibt Zeiten mit akuter schmerzhafter Gelenkentzündung, oft begleitet von Fieber und intensivem Krankheitsgefühl. Dann gibt es wieder Phasen verminderter Krankheitsaktivität, die Wochen bis Monate andauern können. Diese Zeitspannen werden jedoch mit der Zeit leider seltener.

! Rheumatoide Arthritis = entzündliches Rheuma

Häufig sind von der Krankheit zuerst die Fingergelenke betroffen, sie kann sich jedoch auf alle Gelenke ausbreiten. Die rheumatoide Arthritis beginnt mit einer entzündlichen, schmerzhaften Schwellung der Gelenkinnenhaut, der Synovialis. Es wird vermehrt Synovialflüssigkeit gebildet, sodass ein Gelenkerguss entstehen kann. Schließlich beginnt die entzündete Gelenkinnenhaut zu wuchern und bildet Zellverbände, die in den Gelenkspalt wachsen, auf die Gelenkflächen übergreifen und sich schließlich in den Knorpel und den Knochen hineinfressen. Mit der Zeit sterben die Zellwucherungen ab, doch aus einem kleinen Teil entwickelt sich der sogenannte Pannus. Diese Faserschicht legt sich auf den zerstörten Knorpel und verhindert so, dass dieser weiterhin von der Gelenkinnenhaut ernährt wird. Damit wird der Knorpel sozusagen ausgehungert.

! *Lat.* pannus = Lappen

!

Die Patienten leiden unter Schmerzen, Schwellungen oder Ergüssen der Gelenke.

Wird diese Entzündung unzureichend oder zu spät behandelt, können der Knorpel und im weiteren Verlauf der Krankheit auch der Knochen, die Gelenkkapsel und weitere Gelenkbestandteile so stark geschädigt werden, dass es zur Verformung und Fehlstellung der entsprechenden Gelenke kommt bis hin zum Verlust der Beweglichkeit. Die Gelenkstrukturen werden zunehmend abgebaut, die Gelenke schließlich zerstört.

Diese Entzündungsreaktion wird immer wieder angeheizt und beginnt meist an den kleinen Fingergelenken. Dies geht in der Regel einher mit Bewegungsschmerzen, Gelenkschwellungen

Wird die Entzündung zu spät behandelt, führt das zur Zerstörung der Gelenke.

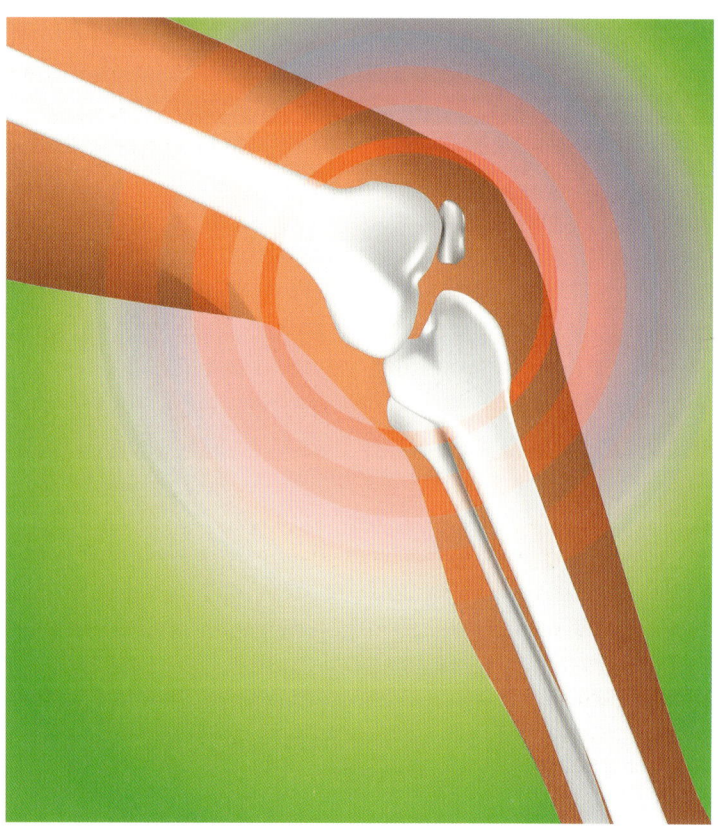

und Morgensteifigkeit, die typischerweise länger als eine Stunde, eventuell den ganzen Vormittag anhält. In dem Maß, in dem man sich dann bewegt und aktiver wird, lässt die anfängliche Unbeweglichkeit immer mehr nach.

Die häufigste Form des Krankheitsverlaufes ist ein langsames Fortschreiten der Gelenkzerstörung mit zunehmendem Funktionsverlust der betroffenen Gelenke über die Jahre. Unter diesem Fortschreiten der Erkrankung leiden 60 bis 70 Prozent der Patienten. Etwa 10 Prozent sind von einer sehr aggressiven Verlaufsform betroffen, die ausgeprägte Gelenkentzündungen und eine rasch zunehmende Gelenkzerstörung zur Folge hat. 10 bis 20 Prozent der Betroffenen haben das Glück, dass sie nur leichte Schübe und lange Zeitintervalle mit weitgehender Beschwerdefreiheit erleben. Die Zerstörung der Gelenke schreitet in den ersten Jahren oft besonders schnell voran, nach ungefähr 3 Jahren kann man bei etwa 70 Prozent der Betroffenen im Röntgenbild bereits Veränderungen feststellen.

> **!** Meistens schreitet die Gelenkzerstörung langsam fort.

Ungünstige Krankheitsfaktoren, die eine intensive Therapie zur Folge haben sollten, sind:

- Ein positiver Rheumafaktor
- Das frühe Auftreten von Rheumaknoten. Das sind unter der Haut liegende, schmerzlose Knoten oder Knötchen, die besonders häufig an der Streckseite von Gelenken, wie dem Ellenbogen, zu finden sind. Es handelt sich um Entzündungszellen und Bindegewebe, die kapselartig von Narbengewebe umschlossen sind.
- Hohe Entzündungswerte im Blut
- Eine große Anzahl geschwollener und schmerzhafter Gelenke
- Bereits zu Krankheitsbeginn im Röntgenbild sichtbare Knochenveränderungen
- Eine lang anhaltende Morgensteifigkeit
- Frühe Funktionsverluste der Gelenke

> **!** Der Rheumafaktor dient der Diagnose rheumatischer Erkrankungen. Er wird im Blut bestimmt.

Wie wird entzündliches Rheuma diagnostiziert?

Gelenkschmerz, Gelenkentzündung und Funktionsstörungen des Bewegungsapparates sind die häufigsten Symptome.

Häufige Symptome

- Zu Beginn sind die Beschwerden noch unspezifisch, typisch sind Schwäche, Ermüdung, Reizbarkeit, vermehrtes Schwitzen, Appetitverlust und Gewichtsabnahme. Sie zeigen, dass der ganze Körper in den Entzündungsprozess mit eingebunden ist. Es kommt zu nächtlichen Muskelschmerzen sowie Schmerzen und Schwellungen an den kleinen Gelenken der Finger und Zehen. Die Gelenke sind überwärmt.
- Schließlich werden die Finger kraftlos, die Griffstärke ist herabgesetzt, der Faustschluss erschwert oder teilweise nicht mehr möglich. Bereits am Anfang können auch Sprung-, Knie-, Ellbogen- und Schultergelenke betroffen sein, im fortgeschrittenen Stadium sind Gelenkdeformationen zu beobachten. Bei schweren Verläufen können auch andere Organe in Mitleidenschaft gezogen werden, z. B. Augen, Herz, Lunge, Leber oder Rippenfell. Auch Nerven können geschädigt werden, etwa durch Druck der entzündlich verdickten Gelenkinnenhaut auf einen Nerv. Tritt dies z. B. am Handgelenk auf und betrifft den Medianus-Nerv, spricht man vom Karpaltunnel-Syndrom. Ebenfalls werden Veränderungen im Blutbild beobachtet. Bei 10 bis 20 Prozent der Betroffenen bilden sich Rheumaknoten, z. B. im Bereich der Ellenbogen und der Finger.
- Im Laufe von Wochen oder auch Monaten werden mehr und mehr Gelenke befallen; daher die ursprüngliche Bezeichnung Polyarthritis (von „poly" = viel). Zusätzlich zur Entzündung in den Gelenken können sich oft auch die Sehnenschei-

!

Rheumaknoten sind ein deutlicher Hinweis.

den verändern und anschwellen, z. B. die Fingerstrecksehnen auf dem Handrücken. Weiterhin können auch die Wirbelsäule, meist die Halswirbelsäule, und die Schleimbeutel über den Gelenken betroffen sein, Letztere häufig am Ellenbogen.

Untersuchung und Diagnosestellung

In der Regel überweist der Hausarzt die Betroffenen an einen Internisten mit rheumatologischer Weiterbildung. Mithilfe einer gründlichen Ermittlung der Krankheitsgeschichte und einer körperlichen Untersuchung kann häufig die Art der Erkrankung eingegrenzt werden. Aufgrund der Entzündung sind unspezifische Messwerte wie die Blutsenkungsgeschwindigkeit und das sogenannte C-reaktive Eiweiß erhöht. Bestimmte „Rheumafaktoren" sind bei 80 Prozent der Patienten zu finden. Auch ein erniedrigter Hämoglobingehalt (Blutfarbstoff) kommt vor.

Für die genaue Einordnung einer Diagnose sind moderne Verfahren erforderlich, mit denen der Arzt Antikörper und genetische Marker im Blut nachweisen kann. Diese Kennzeichen treten jedoch nicht bei allen Erkrankten auf, auch wenn sie nachweislich krank sind. Diese Merkmale haben also meist keinen beweisenden, sondern eher einen richtungsweisenden Charakter.

Neu ist der Nachweis von Antikörpern gegen sogenannte cyclische citrullinierte Peptide (CCP). Dieser Test ist genauer als der Nachweis von Rheumafaktoren. Zusätzlich erlaubt er eine Prognose über den Verlauf der Erkrankung.

!

Der neue CCP-Antikörpertest ermöglicht eine frühere Diagnosestellung.

Weitere Informationen über Gelenkweichteile liefern Ultraschalluntersuchungen, anhand derer man z. B. den Gelenkerguss erkennen kann. Um die Diagnose abzusichern und das Stadium der Erkrankung festzustellen sowie den Verlauf zu kontrollieren, verwendet man bildgebende Verfahren, vor allem die konventionelle Röntgendiagnostik, Computertomografie, Magnetresonanztomografie und Szintigrafie.

!

Es ist wichtig, die Erkrankung möglichst früh zu diagnostizieren.

Es ist wichtig, die Erkrankung innerhalb der ersten 3, spätestens aber 6 Monate nach dem Ausbruch zu diagnostizieren und auch zu behandeln. Dann hat man noch gute Chancen, schlimmere Krankheitsverläufe zu verhindern. Je später die Diagnose und Behandlung erfolgt, desto schlechter sind leider auch die Chancen auf einen milderen Krankheitsverlauf.

Die Diagnose rheumatoide Arthritis wird gestellt, wenn sieben der folgenden zehn Kriterien erfüllt sind und 6 Wochen oder länger bestehen:

1. Morgensteifigkeit der Gelenke von mehr als einer Stunde
2. Bewegungs- oder Druckschmerz in mindestens einem Gelenk
3. Weichteilschwellung oder Erguss (Flüssigkeitsansammlung) in mindestens einem Gelenk
4. Gelenkschwellungen an drei oder mehr Gelenken, z. B. an Fingermittel-, Fingergrund- oder Handgelenken
5. Beidseitige symmetrische Gelenkschwellung
6. Rheumaknoten
7. Typische Veränderungen im Röntgenbild, so typischerweise im Bereich der Hände
8. Positiver Nachweis von Rheumafaktoren im Blut
9. Positiver Nachweis bestimmter Schleimstoffe im Blut, die die Haut vor chemischen und mechanischen Einwirkungen schützen
10. Im Zellbild (histologische Untersuchung) sichtbare typische Veränderungen der Gelenkhaut (Synovia)

Welche Möglichkeiten der Behandlung gibt es?

Man behandelt die rheumatoide Arthritis in erster Linie medikamentös mit schmerzlindernden, entzündungshemmenden und die Gelenkzerstörung verlangsamenden Mitteln sowie solchen, die das Immunsystem unterdrücken. Mithilfe der medikamentösen Therapie werden die Symptome abgemildert, z. B. die Bildung und Freisetzung von Entzündungsvermittlern gehemmt. Darüber hinaus können physikalische Therapien und Krankengymnastik die Beschwerden lindern und dazu beitragen, die Beweglichkeit zu erhalten. Wird die Krankheit von Anfang an konsequent behandelt, können Spätschäden reduziert oder sogar ganz verhindert werden.

> **!**
>
> Bei frühzeitiger konsequenter Behandlung können Spätschäden vermieden werden.

Medikamentöse Therapie

Bei der konventionellen Behandlung geht man in der Regel nach einem Stufenplan vor, dessen Grundlagen von der Weltgesundheitsorganisation (WHO) erstellt wurden. Je nachdem, welches Krankheitsstadium vorliegt, werden entzündungshemmende und schmerzlindernde Medikamente (symptomatische Therapeutika) für die Soforttherapie und krankheitsmodulierende Medikamente (Basistherapeutika) für die Langzeittherapie unterschieden.

- Zur Soforttherapie: symptomatische Therapeutika
- Zur Langzeittherapie: Basistherapeutika

Symptomatische Therapeutika

Hier unterscheidet man

- kortisonhaltige Präparate: steroidale Antirheumatika
- nicht kortisonhaltige Präparate: nichtsteroidale Antirheumatika (NSAR)

Letztere wirken entzündungs- und schmerzlindernd. Sie haben jedoch häufig erhebliche Nebenwirkungen, z. B. greifen sie die Schleimhaut im Magen-Darm-Bereich an, es kann zu Geschwüren und Durchbrüchen kommen. Eine Kortisonbehandlung kann Osteoporose begünstigen.

Basistherapeutika

!

Meist werden Sofort- und Basistherapie kombiniert.

Auch verschiedene Basismedikamente setzt man gezielt gleichzeitig ein. Damit versucht der Arzt, die symptomatischen Medikamente eventuell niedriger zu dosieren und somit deren Nebenwirkungen zu reduzieren. Basistherapeutika wirken nicht sofort, sondern erst nach einer bestimmten Zeit, meist nach einigen Wochen. Dafür haben sie eine Langzeitwirkung. Diese hält auch noch an, wenn das Medikament schon abgesetzt wurde. Mit ihrer Hilfe will man die Entzündungsaktivität einschränken und die Knorpel- und Knochenzerstörung aufhalten.

Biologika

!

Biologika hemmen entzündungsfördernde Botenstoffe.

Neben den genannten Medikamenten gibt es neuerdings eine weitere Gruppe von Rheumamitteln, die Biologika oder Biopharmazeutika. Dies sind gentechnisch hergestellte Eiweißsubstanzen, die gezielt entzündungsfördernde Botenstoffe ausschalten und damit in die Regulation des Immunsystems im Körper eingreifen. Sie binden und hemmen die Entzündungsbotenstoffe TNF-Alpha und Interleukin-1. Mit ihrer Hilfe kann man der Gelenkzerstörung entgegenwirken und sie sogar aufhalten. Sie wirken sehr schnell, wodurch viele Patienten innerhalb von Tagen schmerzfrei werden. Auch hier geht es nicht ganz ohne Nebenwirkungen; dazu zählen ein erhöhtes Risiko für Infektionen, Herzschwäche und Autoimmunreaktionen. Die Behandlung konzentriert sich auf die Hemmung der Gelenkentzündung, Linderung der Gelenkschmerzen und Besserung der Gelenkfunktionen. Gelenkdeformationen will man möglichst verhindern.

Weitere Therapien

Eine bedeutende Rolle in der Rheumabehandlung spielt die physikalische Therapie, zu der u. a. die Elektrotherapie zählt. Sie kann in vielen Fällen Langzeitschmerzen und Einschränkungen reduzieren. Insbesondere die Ganzkörper-Kryotherapie (siehe Seite 112) wirkt entzündungshemmend und schmerzstillend und wird oft in Rheumakliniken angeboten. Sie kann lokal in Form von Eispackungen auf den entzündeten Gelenken angewendet werden. Auch zu Hause kann die physikalische Therapie durchgeführt werden, z. B. bei Rheuma in den Fingergelenken durch Kneten von tiefgekühlten Steinchen, Bohnen oder Ähnlichem.

Neben der physikalischen Therapie helfen Krankengymnastik (Physiotherapie) und Ergotherapie, die Beweglichkeit und damit die Selbstständigkeit der Patienten zu erhalten. Auch eine begleitende Psychotherapie kann sich auf den Verlauf der Krankheit positiv auswirken.

> **!**
>
> Physikalische Therapie, Physiotherapie und Ergotherapie helfen die Beweglichkeit zu erhalten.

Die Einhaltung folgender Regeln ist für Sie besonders wichtig:

- Nehmen Sie Ihre Medikamente regelmäßig ein.
- Probieren Sie eine Kältebehandlung aus, um die Schmerzen zu reduzieren.
- Achten Sie auf eine antientzündliche Ernährungsweise.
- Machen Sie nach Möglichkeit Krankengymnastik.
- Bewegen Sie sich nach Absprache mit Ihrem Arzt.

Faktoren, die entzündliches Rheuma begünstigen

Es gibt eine Reihe von Faktoren, die das Auftreten und Fortschreiten der rheumatoiden Arthritis begünstigen. Diese Faktoren zu kennen und gezielt anzugehen kann eine wichtige Hilfe in der Bekämpfung der Krankheit sein.

Nahrungsfette, die die Entzündungsreaktion verstärken

Rheumaerkrankungen stehen in engem Zusammenhang mit Entzündungsreaktionen im Körper. Diese Entzündungen werden durch bestimmte Botenstoffe vermittelt, und diese wiederum hängen mit der Ernährung zusammen. Deshalb ist die richtige Ernährung für Erkrankte so wichtig. Mit ihrer Hilfe kann man die rheumatoide Arthritis zwar nicht heilen, die Beachtung nur weniger Regeln kann jedoch dabei helfen, die Entzündung zurückzudrängen und das Fortschreiten der Erkrankung zu verzögern.

Zu viel Arachidonsäure ist gar nicht gut

!

Diesen Feind sollten Sie sich gut merken: Arachidonsäure.

Bei allen Diäten, die für Rheuma-Patienten empfohlen werden, hilft offensichtlich vor allem eines: die Reduktion der Arachidonsäure, die in fetten Nahrungsmitteln tierischen Ursprungs vorkommt. Sie ist der Dreh- und Angelpunkt des entzündlichen Geschehens. Es handelt sich um eine mehrfach ungesättigte Fettsäure, die zu den sogenannten Omega-6-Fettsäuren gehört. Fachsprachlich wird sie Eikosatetraensäure genannt.

Arachidonsäure kommt nur in Fleisch und anderen tierischen Produkten vor, nicht in Pflanzen. Die Säure selbst ist ganz offensichtlich nicht das Problem, aber ihre Folgeprodukte, die im Rahmen der Stoffwechselvorgänge im Körper gebildet werden. Aus Arachidonsäure bildet unser Körper nämlich bestimmte Entzündungsmediatoren, also Entzündungsvermittler, die sogenannten Eikosanoide. Zu diesen hormonähnlichen Substanzen zählen

Prostaglandine, Leukotriene sowie Thromboxane. Somit fördert und unterhält die Arachidonsäure die Entzündungsreaktion bei der rheumatoiden Arthritis. Bei der Ernährung muss es Rheumakranken also darum gehen, den Arachidonsäuregehalt zu vermindern, denn ein geringer Arachidonsäuregehalt im Körper bedeutet weniger Entzündung und weniger Schmerzen.

Eigentlich hat die Arachidonsäure durchaus nützliche Aufgaben in unserem Körper. In unseren Zellen reguliert sie die Verformbarkeit der Zellen, steuert Signalwege und ist die Ausgangssubstanz wichtiger Gewebshormone und Botenstoffe. Diese sind für das richtige Funktionieren des Immunsystems, der Nieren, der Lungen, des Darms und eigentlich aller Körperorgane zuständig. Hat man allerdings eine entzündlich-rheumatische Erkrankung, ist das Immunsystem in dauernder Alarmbereitschaft. Und dann wird die Arachidonsäure gefährlich: Je mehr davon in den Zellen enthalten ist, desto mehr Entzündungsstoffe werden gebildet.

> **!**
> Weniger Arachidonsäure = weniger Entzündungen und Schmerzen

Das Problem mit der Arachidonsäure ist auch, dass sie uns heutzutage ständig zur Verfügung steht. Wir können täglich Fleisch, Wurst und Milchprodukte genießen. Auf eine hohe Arachidonsäurezufuhr ist unser Körper jedoch von Natur aus nicht eingestellt. Deshalb reagiert er bei manchen Personen richtiggehend feindselig.

Ein Mangel an Arachidonsäure ist nicht möglich. Tatsächlich gebraucht werden nur 10 Milligramm. Sollte unser Körper einmal keine Arachidonsäure durch die Ernährung bekommen, kann er sie aus Linolsäure selbst bilden – und davon hat unser Körper mehr als 500 Gramm im Fettgewebe.

> **!**
> Unser Körper benötigt täglich nur 10 mg Arachidonsäure.

Glücklicherweise gibt es viele Möglichkeiten, die problematische Fettsäure in Schach zu halten. Mehr dazu lesen Sie im Kapitel „Richtig essen bei Rheuma".

Arachidonsäuregehalt in verschiedenen Lebensmitteln

100 g LEBENSMITTEL	mg ARACHIDONSÄURE
Schweineschmalz	1700
Schweineleber	490–870
Kalbsleber	352
Schweineniere	350
Eigelb	297
Durchwachsener Schinken	250
Rindertalg	240
Leberwurst	230
Rinderleber	210
Schweineherz, Hühnerkeule	190
Pute (Schlegel)	170
Huhn (Schlegel)	160
Truthahnkeule	150
Schweinebauch, Schinken geräuchert	130
Fleischwurst, Würstchen, Huhn	120
Hühnerbrust	112
Butter	110
Salami, Cervelatwurst	100
Hühnerei (gesamt)	70
Mageres Kalbfleisch (Muskelfleisch)	53
Gekochter Schinken, Kalbfleisch (Muskel), Rinderherz, Truthahnbrust	50
Rindfleisch (Lende, Schulter, Muskel)	40
Camembert, 60 % F.i.Tr.	34
Schlagsahne (30 % Fett)	32

100 g LEBENSMITTEL	mg ARACHIDONSÄURE
Rindfleisch (Filet)	30
Emmentaler, 45 % F.i.Tr.	28
Camembert, 30 % F.i.Tr.	13
Saure Sahne, 10 % Fett	11
Kondensmilch, 7,5 % Fett	8
Speisequark, 20 % Fett	5
Milch, Naturjoghurt 3,5 % Fett	4
Milch, Naturjoghurt 1,5 % Fett	2
Buttermilch, 1 % Fett	1
Milch, 0,3 % Fett, Molke, Magerquark	0

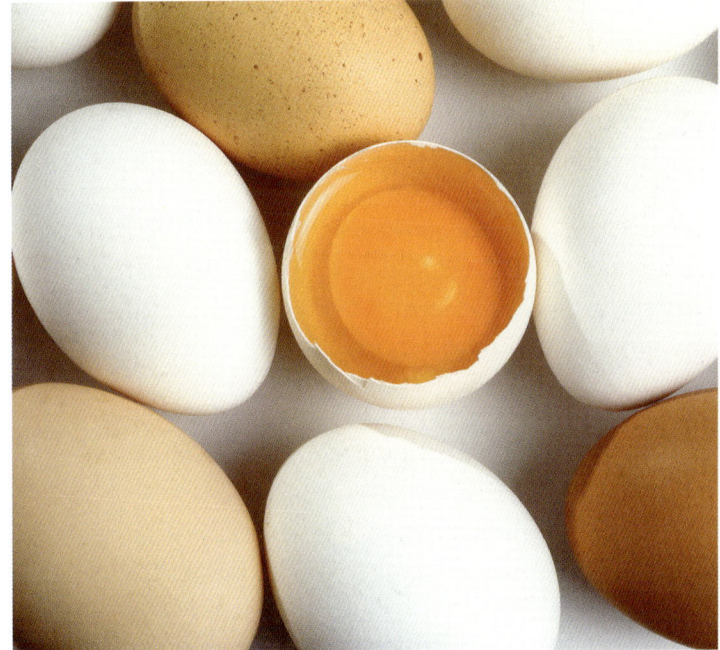

Eigelb enthält viel Arachidonsäure.

Rauchen verändert das Immunsystem

So seltsam es erscheinen mag, aber Rauchen erhöht das Risiko, an rheumatoider Arthritis zu erkranken. Tatsächlich zeigten Untersuchungen, dass Zigarettenrauch das Immunsystem verändert. So bindet Nikotin an spezielle Rezeptoren auf der Oberfläche von Zellen des Immunsystems und kann diese zum Teil aktivieren. Zusätzlich kann der Zigarettenrauch als Ganzes eine Reaktion auslösen, die körpereigene Eiweiße verändert. Diese Eiweiße werden dann vom Immunsystem als körperfremd angesehen und entsprechend einer Autoimmunreaktion angegriffen.

Aber nicht nur die Entstehung von rheumatoider Arthritis wird durch Rauchen verstärkt: Ist man bereits erkrankt und raucht weiter, ist der weitere Krankheitsverlauf schlimmer als bei Nichtrauchern. In einer Untersuchung fanden sich deutlich ausgedehntere Gelenkzerstörungen bei rauchenden Patienten mit rheumatoider Arthritis als bei Nichtrauchern. Durch Rauchen verstärkt sich die Bildung der Sauerstoffradikale, die durch Antioxidantien beseitigt werden müssen. So ist der Antioxidantienstatus dadurch zusätzlich belastet und erweist sich dann als unzureichend.

> **!**
>
> 1 Schachtel Zigaretten am Tag verzehnfacht das Risiko, an rheumatoider Arthritis zu erkranken.

Übergewicht belastet den Körper

Untergewicht ist für Rheumatiker nicht vorteilhaft und auch das Gegenteil ist nicht gut, denn Übergewicht belastet die Gelenke und verstärkt die Schmerzen.

Verringert man sein Übergewicht nur um 5 Kilogramm, so reduziert man sein Risiko, an Arthrose zu erkranken, in den folgenden 10 Jahren um 50 Prozent. Eine Kniearthrose schreitet nicht weiter fort und Schmerzen treten seltener auf.

So hart es in unserer Überflussgesellschaft ist, Nein zu den allgegenwärtigen Köstlichkeiten zu sagen, so hart ist es auch, die Folgen auf den Hüften zu tragen. Hinzu kommt, dass sich Patienten mit rheumatischen Erkrankungen häufig weniger bewegen,

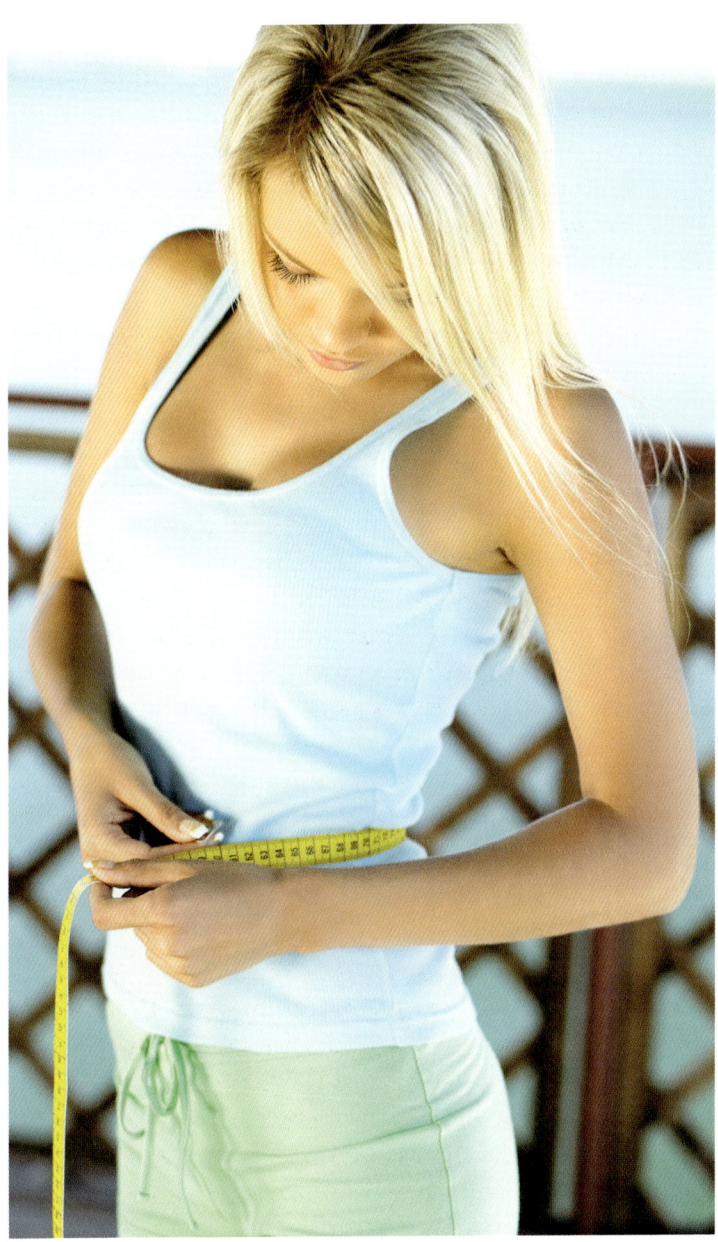

Schon eine Reduzierung des Übergewichtes um 5 Kilogramm kann das Risiko, an Arthrose zu erkranken, senken.

um Schmerzen zu vermeiden. Dadurch verbrauchen sie weniger Kalorien und erhöhen zusätzlich ihr Risiko für Übergewicht – ein Teufelskreis. Leider fördern zu viele Kilos außer Bewegungsschmerzen die Entstehung von Bluthochdruck, Herz-Kreislauf-Erkrankungen, Diabetes sowie Gicht und bedeuten für das Knochengerüst eine besondere Belastung. Wissenschaftliche Studien zeigen, dass Übergewicht und die damit verbundenen Krankheiten vorzeitiges Altern bedeuten.

Ein Teufelskreis
Rheuma begünstigt Bewegungsarmut. Bewegungsarmut begünstigt Übergewicht. Übergewicht begünstigt Rheuma.

Wie kann man als Rheumatiker gesund Gewicht verlieren?

Seit Jahren gibt es ständig neue Diäten. Einmal wird das Fett zum Dickmacher Nummer eins erklärt, dann sind es zum wiederholten Male die Kohlenhydrate. Letztere rufen das Hormon Insulin auf den Plan: Essen wir Zucker oder Stärke, wird Insulin ausgeschüttet und sorgt dafür, dass der süße Stoff aus dem Blut entfernt und in die Zellen aufgenommen wird. Gleichzeitig bewirkt es jedoch den Aufbau von Fettpolstern und blockiert deren Abbau in der Nacht.

Inzwischen lautet die Empfehlung, Süßes und Fett zu reduzieren sowie Kohlenhydratreiches wie Reis und Nudeln nur in Maßen zu essen. Allenfalls Eiweiß sollte man beim Abnehmen beachten. Ein Mangel daran führt zu Muskelschwund, Herz-Kreislauf-Störungen und Ödemen.

!

Einseitige Diäten bringen nichts!

Also: Kein Low Carb oder Low Fat mehr – einseitige Diäten bringen nichts, wie man aus jahrelanger Erfahrung weiß. Aber Low Carb und Low Fat mit relativ viel gesundem Eiweiß – das ist die richtige figurfreundliche Ernährung, denn Eiweiß sättigt und bewahrt vor Hungerattacken zwischendurch.

Nur 100 Kalorien (so viel hat ein mittleres trockenes Bröt-chen) pro Tag zu viel summieren sich im Laufe eines Jahres auf mehr als 35.000 Kilokalorien und bringen 5 Extrakilos auf die Waage!

Da hilft nur eins: den Körper überlisten – mit Wissenschaft und Erfahrungswerten. Im folgenden Kapitel erfahren Sie, wie Sie die Kilos in den Griff bekommen. Viele Tipps helfen Ihnen, Ihren Körper schlank, schön und vor allem gesund zu erhalten.

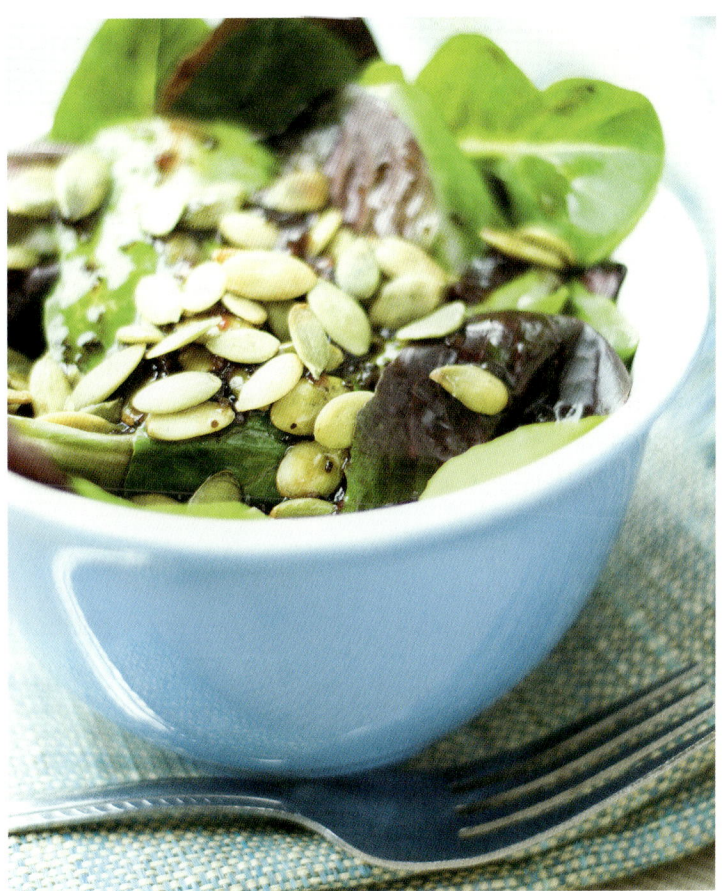

Mehr Bewegung und eine gesunde Ernährung – so bekommen Sie die Kilos in den Griff.

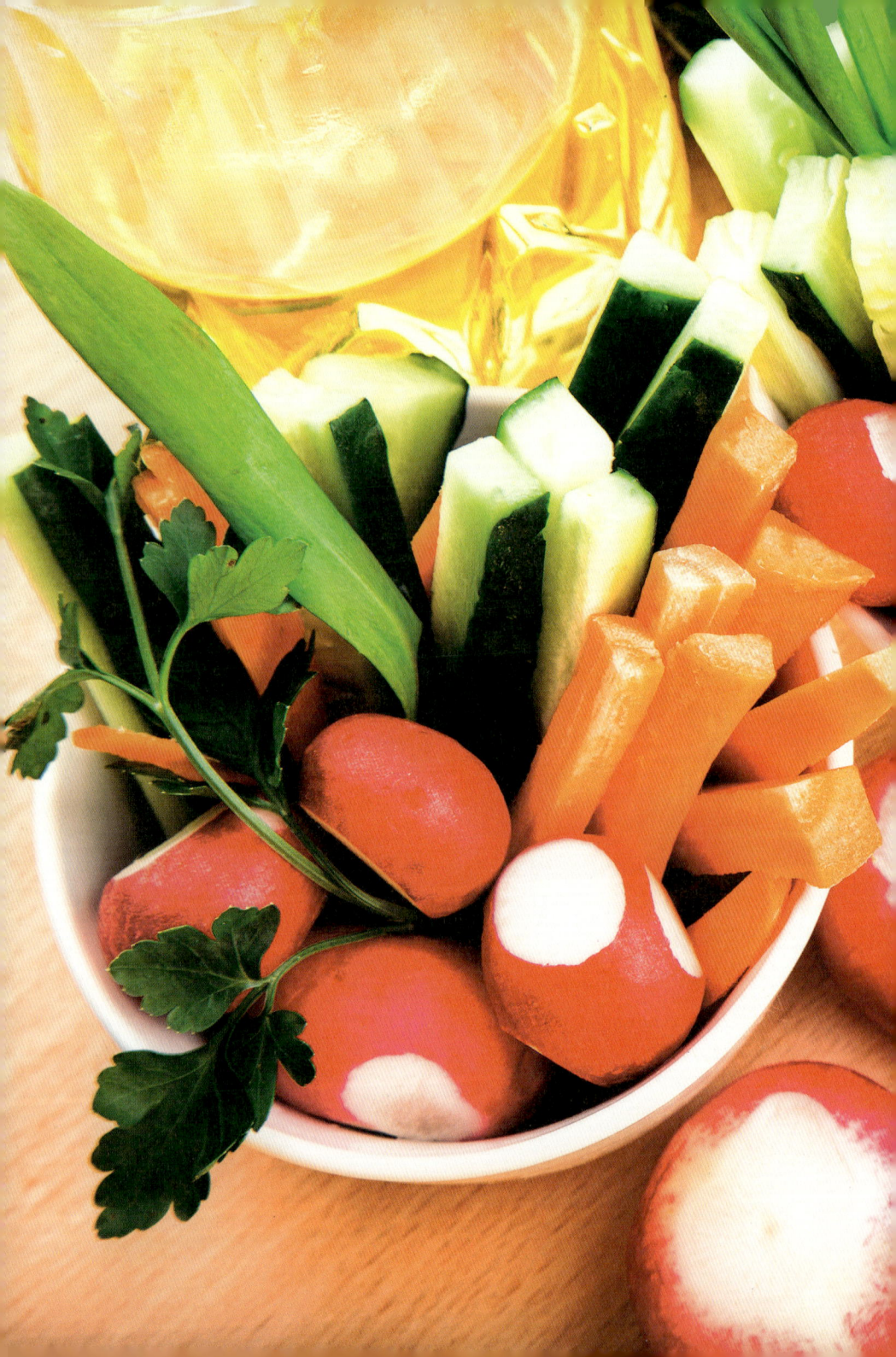

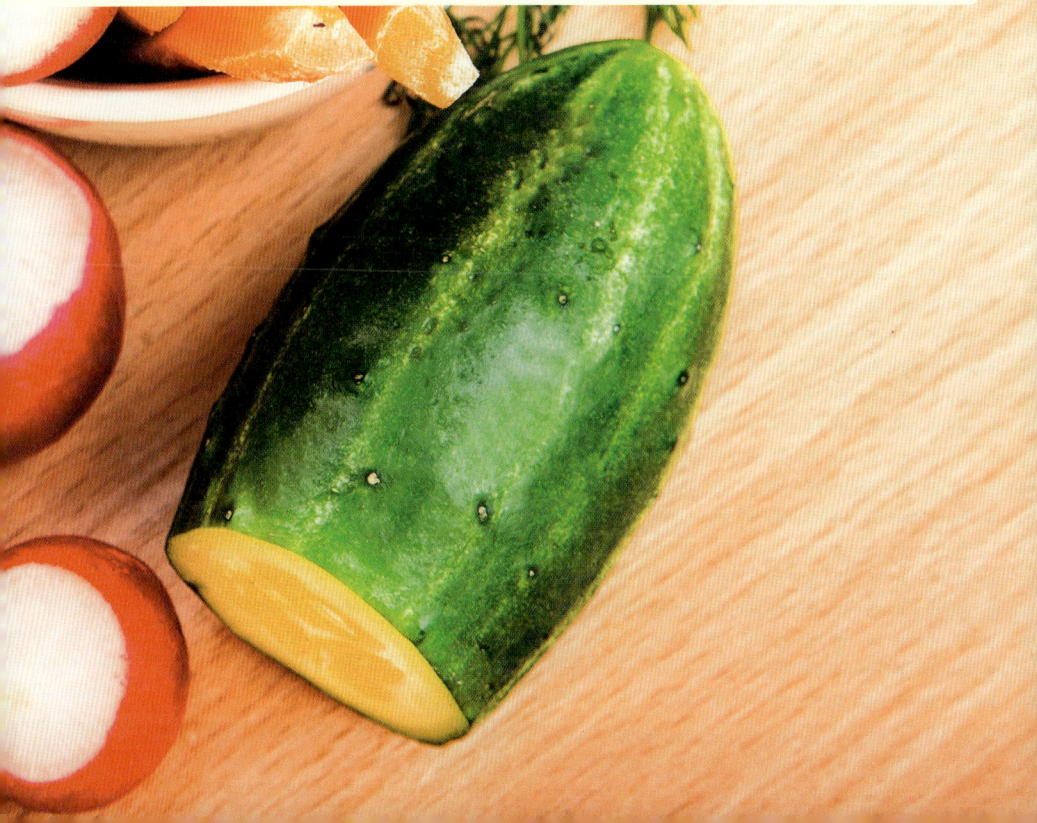

RICHTIG ESSEN BEI RHEUMA

Oberstes Ziel bei der Behandlung von Rheuma ist es, die Entzündung zu hemmen. Das können zum Glück nicht nur Medikamente, sondern auch Nahrungsmittel. Mit einer entsprechenden Kost können Sie selbst Ihren Krankheitsverlauf spürbar verbessern und Schmerzen mildern, sodass Sie weniger Arzneimittel einnehmen müssen. Damit wirken Sie auch dem Knochenabbau entgegen, der durch Entzündung, Bewegungseinschränkung und Medikamente entsteht.

Inhaltsstoffe mit positiver Wirkung auf das Krankheitsgeschehen

Stellt man als Rheuma-Patient seine Ernährung entsprechend um, kann dies die Wirkung von Medikamenten prinzipiell unterstützen. So können das Lebensgefühl verbessert, Gelenkschmerzen gelindert und der Verbrauch von Schmerzmedikamenten reduziert werden. Der Vorteil dieser Ernährungsweise, die ich Ihnen in diesem Kapitel ausführlich vorstellen möchte, ist, dass sie gleichzeitig Herz-Kreislauf-Erkrankungen, Krebs und anderen Krankheiten vorbeugt. Da sie der mediterranen Kost gleicht, die bekanntlich einen hohen Genusswert hat, sehen Sie bereits, dass Sie dabei nicht leiden müssen, sondern Ihr Essen weiterhin genießen dürfen – nur einiges sollten Sie eben verstärkt essen und anderes weglassen.

Die richtigen Fettsäuren: Pflanzenfette und Omega-3-Fettsäuren

In der Ernährung von Rheuma-Patienten spielen insbesondere die lebensnotwendigen Fettsäuren der Omega-3- und Omega-6-Reihe eine bedeutende Rolle. Sie sind in der Lage, als Vorstufen verschiedener hormonähnlicher Stoffe (Eikosanoide, siehe auch Seite 20) zu fungieren. Dabei üben die verschiedenen Fettsäuren unterschiedliche Funktionen aus.

!

Je nach Fettsäure können Eikosanoide Entzündungen hemmen oder fördern.

- Aus den Fettsäuren mit 18 Kohlenstoffatomen (Linolsäure, Linolensäure) werden zum Teil Fettsäuren mit 20 Kohlenstoffatomen gebildet. Daraus entstehen dann die Eikosanoide, die je nach der Fettsäure, aus der sie gebildet werden, eine entzündungshemmende oder aber eine entzündungsfördernde Wirkung haben.

• Aus der Omega-6-Fettsäure Arachidonsäure entstehen mithilfe von Enzymen Prostaglandine, Thromboxane und Prostazyklin sowie Leukotriene. Diese Eikosanoide wirken entzündungsauslösend und -fördernd.

Tierische Lebensmittel sind reich an Arachidonsäure, da die meisten Tiere Linolsäure in Arachidonsäure umwandeln können. Besonders viel davon enthalten Eigelb, Schweineschmalz, Kalbs- und Schweineleber (siehe Tabelle Seite 22). Auch die Linolsäure, die in pflanzlichen Ölen wie Sonnenblumen-, Maiskeim-, Soja-, Distel- und Leinöl überwiegt, gehört zu den Omega-6-Fettsäuren, die der Mensch grundsätzlich in Arachidonsäure umwandeln kann.

Omega-Fettsäuren

Omeaga-3-Fettsäuren hemmen Entzündungen. Dazu zählen Eikosapentaensäure (EPA), Docosahexaensäure (DHA) und Alpha-Linolensäure.
Omega-6-Fettsäuren fördern Entzündungen. Dazu zählen die Folgeprodukte der Arachidonsäure und Linolsäure.
Ganz verzichten darf man auf Omega-6-Fettsäuren allerdings nicht. Der Mensch – auch der kranke Mensch – braucht beide Fettsäuren, aber im richtigen Verhältnis.

Problem Arachidonsäure

Schon vor langer Zeit stellte man fest, dass sich ein übermäßiger Fleischkonsum nachteilig auf Rheuma auswirkt – der Entzündungsprozess wird verstärkt. Inzwischen kennt man den Grund dafür: die entzündungsfördernde Arachidonsäure. Sie ist, wie Sie bereits erfahren haben, nur in tierischen Lebensmitteln enthalten. Deshalb trägt jede vegetarische Mahlzeit zur Verringerung des Entzündungsförderers Arachidonsäure in unserem Körper bei. Mit einer üblichen Mischkost nimmt man etwa 0,3 Gramm Arachidonsäure pro Tag zu sich, mit einer vegetarisch orientierten Kost nur 0,05 Gramm.

Dabei gibt es zwei Formen der Arachidonsäure:

- Aufgenommen aus Linolsäure: Diese Fettsäure wird mit der Nahrung zugeführt. Die Bildung der Arachidonsäure aus dieser Fettsäure wird genau reguliert und die entzündungsfördernde Säure entsteht daraus nur in sehr geringem Umfang.
- Aufgenommen aus tierischen Produkten: Diese Form der Arachidonsäure wird direkt aufgenommen und in die Zellen des Körpers eingebaut. Der menschliche Körper nutzt sie, um daraus die Eikosanoide als Entzündungsvermittler herzustellen. Je mehr Arachidonsäure zur Verfügung steht, desto mehr von diesen entzündungsfördernden Substanzen werden gebildet.

Drei Arten, Arachidonsäure zu verringern

Um die Arachidonsäure in Schach zu halten, gilt es also, die Säure und ihre Folgeprodukte zu verringern. Dies kann auf drei Arten geschehen:

1. Durch Reduktion der Zufuhr
2. Durch Hemmung ihrer Bildung im Körper
3. Durch Hemmung der Umwandlung von Arachidonsäure in Entzündungsstoffe

1. Mit vegetarischer Kost die Zufuhr von Arachidonsäure reduzieren Ernährt man sich ovo-lacto-vegetarisch, das heißt mit Milch, Milchprodukten und Eiern, verzichtet aber ganz auf Fleisch, kommt es innerhalb von mehreren Monaten zu einem allmählichen Absinken der überschüssigen Arachidonsäure. Das dauert so lange, weil Arachidonsäure in unserem Körper nur sehr langsam abgebaut wird. Wer sich ausschließlich vegetarisch ernährt, kann die Arachidonsäure bereits binnen einiger Wochen merklich reduzieren.

Doch erst wenn die Konzentration der Säure im Körper deutlich weniger geworden ist, zeigen sich Auswirkungen; dies ist frühestens nach etwa 2 Monaten der Fall. Die Abnahme der gefährlichen Säure setzt sich bis zu 2 Jahre lang langsam fort. Um eine dauerhafte Wirkung zu erzeugen, muss man seine Ernährung also langfristig umstellen.

> **!**
>
> Für eine dauerhafte Wirkung müssen Sie Ihre Ernährung langfristig umstellen.

Das ist keine schlechte Nachricht, denn es gibt köstliche vegetarische Rezepte in Hülle und Fülle. Hat man sich erst einmal umgestellt und an die vegetarische Kost gewöhnt, vermisst man Fleisch nach relativ kurzer Zeit nicht mehr. Und übrigens: Ganz auf Fleisch verzichten müssen Sie gar nicht. Wie Sie sehen werden, gibt weitere Möglichkeiten, mithilfe der Ernährung die Entzündungsreaktion abzuschwächen.

2. Die Bildung von Arachidonsäure aus Linolsäure verhindern Aus Linolsäure kann der Körper Arachidonsäure bilden. Nimmt man allerdings mehr als 10 Gramm pro Tag zu sich, bildet der Körper kaum Arachidonsäure daraus. Prof. Olaf Adam, Ernährungswissenschaftler am Walther-Straub-Institut der Universität München, fand heraus, dass alle anderen mehrfach ungesättigten Fettsäuren die körpereigene Bildung der Arachidonsäure unterdrücken. Sogar die Säure selbst hemmt ihre Bildung aus Linolsäure. Aus diesem Grund lässt auch eine geringe Arachidonsäurezufuhr über die Nahrung (50 bis 80 Milligramm pro Tag) den körpereigenen Arachidonsäurespiegel nicht ansteigen.

Das können Sie sich zunutze machen, indem Sie maximal 350 Milligramm Arachidonsäure pro Woche zuführen (siehe Wochenplan folgende Seite). Nehmen Sie dagegen mehr zu sich, wird die Säure zur Bildung der entzündungsfördernden Botenstoffe verwendet. Allerdings nehmen wir bei unserer üblichen Kost nicht 350 Milligramm Arachidonsäure wöchentlich zu uns, sondern im Durchschnitt 2100 Milligramm! Mit dieser Menge steigen die Arachidonsäurespiegel an und die Entzündung nimmt zu.

> **!**
>
> Maximal 350 mg Arachidonsäure pro Woche hemmt die körpereigene Bildung der Säure.

Empfohlener Wochenplan für die richtige Fettzufuhr

VORSCHLAG	TAGESMENGE ARACHIDONSÄURE	WOCHENSUMME ARACHIDONSÄURE
Täglich 500 ml fettreduzierte Milch (1,5 % Fett i.d.Tr.) oder Joghurt	10 mg	70 mg
Täglich 2 Scheiben Emmentaler Käse (40 g)	11,2 mg	78,4 mg
2 Eier pro Woche (2 x 60 g)		82 mg
2 Fleischmahlzeiten pro Woche (2 x 150 g)		120 mg
Summe:		350 mg

Da Arachidonsäure eine lange Verweildauer im Körper hat, kommt es nicht auf die Zufuhrmenge pro Tag, sondern pro Woche an. „Wichtig ist das Einhalten der richtigen Kost über einen langen Zeitraum, da die Wirkung über mindestens 6 Monate stetig zunimmt." Achten Sie ebenfalls darauf, dass Sie für eine ausreichende Kalziumversorgung Milchprodukte aufnehmen. Dies geschieht am besten mit den fettreduzierten Varianten.

3. Mit EPA verhindern, dass aus Arachidonsäure Entzündungsförderer entstehen   Linolsäure und Alpha-Linolensäure sind die beiden Fettsäuren, die am häufigsten in Speiseölen vorkommen. Aus Alpha-Linolensäure wird im menschlichen Stoffwechsel zu 10 bis 15 Prozent Eikosapentaensäure (EPA) und zu 4 Prozent Docosahexaensäure (DHA) gebildet. Beide hemmen die Umwandlung der Arachidonsäure in die entzündungsfördernden Substanzen.

Leider können etwa 30 Prozent der Deutschen aufgrund eines erblichen Gendefekts Alpha-Linolensäure nicht in EPA umwandeln. Größere Laboratorien können das Verhältnis von Arachidonsäure zu EPA bestimmen. Die Kosten liegen bei etwa 30 bis 50 Euro.

Führt man dem Körper wenig Linolsäure zu, wandelt er sie zu Arachidonsäure um. Ist dagegen viel Linolsäure vorhanden, wird sie zu einem geringen Teil zu γ-Linolensäure. Aus ihr entsteht ein Ausgangsstoff für die Bildung entzündungshemmender Eikosanoide. Das klingt zwar positiv, jedoch behindert viel Linolsäure in der Nahrung die Umwandlung der Alpha-Linolensäure zu EPA. Alpha-Linolensäure dagegen hemmt die Umwandlung der Linolsäure zur Arachidonsäure. Das bedeutet: Um die Entzündung in Ihrem Körper zu reduzieren, sollten Sie weniger linolsäurehaltige Fette und mehr Fette essen, die reich an Alpha-Linolensäure sind, um die EPA-Entstehung nicht zu verhindern.

> **!**
>
> Mit dem richtigen Öl helfen Sie Ihrem Körper, die Bildung von Arachidonsäure zu unterdrücken.

Das bedeutet für Sie als Rheuma-Patient:
• Vermeiden Sie Sonnenblumen-, Distelöl und Safloröl.
• Verwenden Sie verstärkt Rapsöl, Walnussöl, Weizenkeimöl, Leindotteröl oder Leinöl.

Das richtige Verhältnis von Omega-3- und Omega-6-Fettsäuren

Je nachdem, ob man Fette zu sich nimmt, die mehr von den Omega-3-Fettsäuren Eikosapentaensäure bzw. Linolensäure oder aber mehr von der Omega-6-Fettsäure Linolsäure enthalten, entstehen entzündungsfördernde oder entzündungshemmende Eikosanoide. Deshalb ist es so wichtig, mehr Linolensäure und EPA (beides Omega-3-Fettsäuren) und weniger Linolsäure (Omega-6-Fettsäure) zu sich zu nehmen. Ein Verhältnis von 5:1 (Linolsäure zu Linolensäure) ist ideal (siehe folgende Tabelle). Das tatsächliche Verhältnis beträgt in Europa und den USA zurzeit jedoch ungefähr 20:1.

> **!**
>
> Das ideale Verhältnis von Linolsäure zu Alpha-Linolensäure und EPA ist 5:1.

Linol- und Alpha-Linolensäuregehalt verschiedener Lebensmittel

100 g LEBENSMITTEL	LINOLSÄURE IN g (OMEGA-6-FETT-SÄURE)	ALPHA-LINOLENSÄURE IN g (OMEGA-3-FETTSÄURE)	VERHÄLTNIS LINOL-/LINOLEN-SÄURE
Empfehlenswert	Höchstens 5 Teile	Mindestens 1 Teil	5 : 1
Leinöl	13,1	54,2	0,2 : 1
Leindotteröl	14,8	37,8	0,39 : 1
Gemüse, Kartoffeln	0–0,2	0–0,3	1–1,6 : 1
Walnussöl	18,3	12,9	1,4 : 1
Rapsöl	19,6	9,4	2 : 1
Walnüsse	34	7,5	4,5 : 1
Bis hierher ideal			
Weizenkeimöl	55,7	7,8	7 : 1
Sojaöl	53,1	7,7	7 : 1
Halbfettmargarine	12,2	1,6	8 : 1
Roggen, Weizen	0,8	0,1	8 : 1
Sojamehl, vollfett	10,7	1,4	8 : 1
Olivenöl	8,3	0,9	9 : 1
Pflanzenmargarine	17,6	2,6	9 : 1
Standardmargarine	17,6	1,9	10 : 1
Sojabohne (Samen, trocken)	9,8	0,9	10 : 1
Für Rheuma-Patienten eher ungünstige Lebensmittel			
Diätmargarine	33,1	1,8	18:1
Hirse	1,8	0,1	18 : 1
Palmöl	10	0,5	20 : 1
Erdnüsse	13,1	0,5	26 : 1
Haferflocken	2,6	0,1	26 : 1
Sesam (trocken)	18,7	0,7	27 : 1

100 g LEBENSMITTEL	LINOLSÄURE IN g (OMEGA-6-FETT-SÄURE)	ALPHA-LINOLENSÄURE IN g (OMEGA-3-FETTSÄURE)	VERHÄLTNIS LINOL-/LINOLEN-SÄURE
Gerste, Hafer	2,7	0,1	27 : 1
Cashewnüsse	7,2	0,2	36 : 1
Pistazien	7,4	0,2	37 : 1
Maiskeimöl	55	0,9	61 : 1
Mohnöl	73	1,0	73 : 1
Mohnsamen, trocken	30,7	0,4	77 : 1
Haselnüsse	8,5	0,1	85 : 1
Kürbiskernöl	49,4	0,5	100 : 1
Sonnenblumenöl	63,0	0,5	126 : 1
Traubenkernöl	65,9	0,5	132 : 1
Distelöl (Safloröl)	75	0,5	150 : 1
Sonnenblumenkerne	27,9	0,1	279 : 1

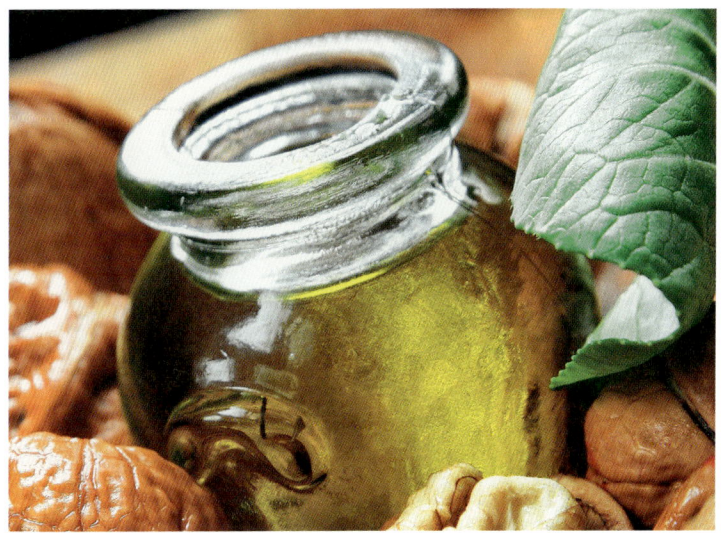

Verwenden Sie bevorzugt Walnuss-, Lein- oder Rapsöl.

!

Bewahren Sie
Leinöl stets im
Kühlschrank auf.

Mehr Omega-3-Fettsäuren wie Linolensäure und EPA

Bestimmte Pflanzenöle   Besonders reich an Alpha-Linolensäure sind Lein- und Leindotteröl, die Sie in Reformhäusern, Bioläden und über das Internet beziehen können. Das Leinöl hat einen starken Eigengeschmack, verdirbt leicht und ist am besten im Kühlschrank in einer dunklen Flasche aufzubewahren. Das Leindotteröl ähnelt im Geschmack dem Rapsöl. Letzteres eignet sich ebenfalls, ist billiger und geschmacksneutral. Auch Walnussöl ist geeignet, besonders für Salate.

Fisch und Wildfleisch   Fische, und hier besonders Kaltwasserfische, enthalten viel Omega-3-Fettsäuren inklusive EPA. Besonders hohe Mengen findet man in Fischen mit einem Fettgehalt von über 10 Prozent. 100 Gramm Lachs z. B. liefern 3 Gramm Omega-3-Fettsäuren, 100 Gramm Thunfisch bis zu 4 Gramm.

Je höher der Fettgehalt, desto mehr EPA ist auch in Fischen enthalten: 100 Gramm fetter Hering liefern 3000 Milligramm EPA, 100 Gramm magerer Ostseehering nur 740 Milligramm. Bei Lachs hängt der Gehalt davon ab, ob er in einer Zuchtfarm mit Tierpellets gefüttert wurde oder ob es sich um einen Wildwasserlachs handelt, der sich natürlich ernährt hat (siehe Eikosapentaensäuregehalt von Zucht- und Wildlachs in der folgenden Tabelle). Dosenfisch enthält im Übrigen wesentlich weniger Omega-3-Fettsäuren als frischer Fisch (z. B. frische Sardinen 1,8 Gramm, in der Dose 1 Gramm pro 100 Gramm).

Auch der Lebensraum ist von Bedeutung: Je tiefer die Temperatur des Gewässers ist, in dem die Tiere leben, desto mehr EPA enthalten sie. Deshalb enthalten Tiefseefische bedeutend mehr EPA als z. B. der Karpfen, der zudem meist mit Küchenabfällen oder Pellets gefüttert wird. Wenn Sie einen eingelegten Fisch essen, ist es wichtig, welches Öl dafür verwendet wurde. Tierische Öle enthalten Arachidonsäure, pflanzliche nicht.

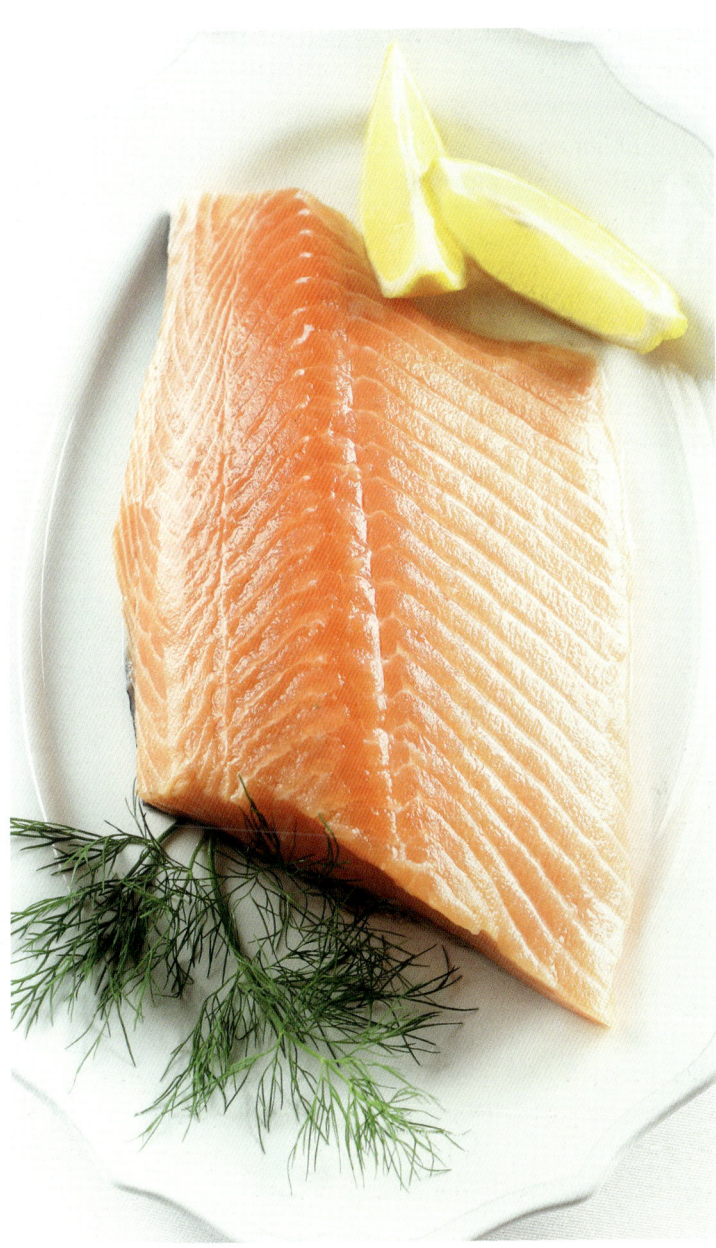

Kaltwasserfische wie Lachs enthalten besonders viele Omega-3-Fettsäuren inklusive EPA.

Arachidonsäure, Alpha-Linolensäure und EPA-Gehalt einiger Fische
und Krebstiere

	ARACHIDONSÄURE (mg/100 g LEBENSMITTEL)	EIKOSAPENTAENSÄURE (= EPA, OMEGA-3-FETTSÄURE) (mg/100 g LEBENSMITTEL)	ALPHA-LINOLEN-SÄURE (g/100 g LEBENSMITTEL)
Lachsöl-Konzentrat	–	33.000	–
Lebertran	–	20.000	–
Hering (Atlantik)	40	2040	0,1
Bismarckhering	30	1830	0,1
Salzhering	20	1760	0,1
Wildlachs	300	1400	–
Thunfisch	244–280	1380	0,2
Sardinen in Öl	90	1200	0,2
Makrele (geräuchert)	80	1020	0,2
Zuchtlachs	190	750	0,4
Hering (Ostsee)	60	740	0,2
Makrele	170	630	0,3
Sardine	10	580	–
Schwarzer Heilbutt, geräuchert	50	450	0,1
Hummer	10	350	0,1
Kabeljau	30	300	–
Aal	120	260	0,7
Rotbarsch (Goldbarsch)	240	260	0,1
Scholle	60	250	–
Heilbutt (schwarz)	30	250	–
Seehecht (Europa)	29–30	240	–
Garnele	70	210	–

	ARACHIDONSÄURE (mg/100 g LEBENSMITTEL)	EIKOSAPENTAENSÄURE (= EPA, OMEGA-3-FETTSÄURE) (mg/100 g LEBENSMITTEL)	ALPHA-LINOLEN-SÄURE (g/100 g LEBENSMITTEL)
Karpfen	120	190	0,2
Forelle	30	140	–
Heilbutt (weiß)	40	140	–
Miesmuschel	70	130	–
Schwertfisch	90	130	0,2
Seelachs	10	100	–
Auster	10	90	–
Zander	20	80	–
Kabeljau (Dorsch)	20	70	–
Schellfisch	20	70	–
Flunder	10	50	–
Krebs (Flusskrebs)	20	50	–
Seezunge	20	30	–

Ein anderes interessantes Nahrungsmittel, das viel Omega-3-Fettsäuren enthält, ist Wildfleisch von Pflanzenfressern wie Reh und Hase. Es weist eine Zusammensetzung des Fettes auf, die fast der von Fischen entspricht. Dies geht auf ihre Grasnahrung zurück, die viel Omega-3-Fettsäuren als Vorstufe der EPA enthält. Ähnliches wie für Wild gilt im Übrigen auch für Rinder. Wurden sie auf der Weide gehalten (für Bio-Rinder vorgeschrieben) und bekommen frisches Gras, enthält ihr Fleisch ebenso weit mehr Omega-3-Fettsäuren als das von Tieren, die im Stall ohne Grasfutter gehalten wurden.

!

Wildfleisch und Bio-Rindfleisch ist gesünder als Fleisch von Stalltieren.

Positive Auswirkungen auf den Verlauf der Krankheit

Wenn Sie regelmäßig zweimal pro Woche Fischsorten essen, die viel EPA enthalten, sowie Pflanzenöle mit viel Alpha-Linolensäure (Lein- und Leindotteröl, Rapsöl, Weizenkeimöl, Walnussöl), wirkt sich dies günstig auf den Verlauf Ihres entzündlichen Rheumas aus. Dies beweisen verschiedene Studien.

Im Rahmen einer Studie an Patienten mit entzündlichen rheumatischen Erkrankungen wurden täglich 2,7 Gramm Eikosapentaen- und 1,8 Gramm Docosahexaensäure verabreicht. Danach stellte man eine bessere Beweglichkeit der von Rheuma befallenen Gelenke und einen Rückgang der Morgensteifigkeit fest. Gleichzeitig gingen die Entzündungsparameter und -auslöser zurück.

Um die Arachidonsäure auf die für Rheuma erträglichen Werte zu reduzieren, schlägt Prof. Olaf Adam die Einnahme von Fischölkapseln vor. Dafür empfiehlt er für die ersten 2 Monate eine zusätzliche Einnahme von etwa 900 Milligramm EPA pro Tag: „Fischöle werden zu Beginn am besten als Kapseln eingenommen, um eine ausreichende Versorgung sicher zu gewährleisten."

Wie viele man benötigt, erkennt man an dem EPA-Gehalt des Produktes. Konzentrierte und gereinigte Fischöle enthält z. B. das Hochseefisch-Ölkonzentrat der Firma proVita, Marke Gesundform Omega-3 (3 VegaSoft-Kapseln enthalten 1.050 mg Omega-3-Fettsäuren insgesamt, 5 Kapseln 900 mg EPA sowie 5 mg Vitamin E aus natürlichen Pflanzenölen). Die Stiftung Warentest veröffentlichte bereits im August 2005 einen Test von Fischölkapseln. Darin konnte man lesen, dass für die Gesundform-Kapseln keine Gelatine verwendet wird, sondern spezielle Stärke-Umhüllungen. Diese schützen vor dem lästigen Aufstoßen, wie dies ansonsten oft genug der Fall ist. Sie erhalten dieses Produkt in Apotheken in Österreich (PZN 305504 2) und in Deutschland (PZN 209878 2). Auch in der Schweiz bekommt man gelatinefreie Fischölkapseln.

> **!**
> Fischölkapseln können eine gute Alternative zu frischem Fisch sein.

Zahlreiche Studien zeigten, dass durch die Zufuhr von EPA in Form von Fischöl die Anzahl schmerzhafter Gelenke deutlich reduziert wird, die Morgensteifigkeit ab- und die Griffstärke und Arbeitsfähigkeit zunimmt. Untersuchungen zeigten außerdem, dass sich die Wirkung der Fischölfettsäuren durch eine lacto-vegetarisch orientierte Kost zusätzlich steigern lässt. Die Besserung war sogar so stark, dass nichtsteroidale Antirheumatika und Kortison um etwa ein Drittel eingespart werden konnten.

Mit dieser Ernährung nehmen die Spiegel der Arachidonsäure langsam ab. Nach etwa 6 Monaten ist der Spiegel der EPA optimal eingestellt und bei einer arachidonsäurearmen Ernährung genügt dann meistens die Verwendung der günstigen Speiseöle und zweimal wöchentlicher Fischverzehr, um ihn zu halten.

> **!**
> Es dauert einige Monate, bis der EPA-Spiegel eingestellt ist.

Falls Sie beim Fischgenuss auf nachhaltige Fischerei achten wollen, so finden Sie bei „Planet Wissen" unter www.planet-wissen.de/wissen_interaktiv/ueberfischung.jsp" eine nicht nur sehr gut aufgemachte, sondern auch witzige Speisekarte, die Ihnen die Auswahl des richtigen Fischgerichts sehr erleichtert.

Ausschließlich vegetarisch muss nicht sein

Ganz ohne Arachidonsäure – das muss also gar nicht sein! Die Zufuhr geringer Mengen an Arachidonsäure verhindert, dass der Körper selbst diese entzündungsfördernde Fettsäure bildet. Für Rheuma-Betroffene ideal ist eine überwiegend ovo-lacto-vegetarische Ernährung mit wenig tierischen Produkten, wozu auch hin und wieder Fleisch gehören kann.

Nachdem man den Arachidonsäuregehalt der Körperzellen mit Fischölkapseln und einer möglichst arachidonsäurearmen Ernährung gesenkt hat, kann man zweimal in der Woche Fleisch essen, am besten Bio-Fleisch aus artgerechter Tierhaltung. Ernährt man sich die restliche Woche dann mindestens zweimal mit Fisch und die restlichen Tage vegetarisch – am besten auch mit Sojagerichten –, hält man die Arachidonsäurezufuhr und ihren Gehalt in den Körperzellen niedrig.

Wenn Sie dann beim Kochen noch besonders auf eine schonende Zubereitung achten, die Vitamine, Mineralstoffe und Spurenelemente erhält, können Sie in puncto Ernährung kaum mehr tun, um die rheumatoide Arthritis in Schach zu halten. Selbstverständlich sollten Sie leere Energielieferanten wie Alkohol, weißes Mehl und Zucker meiden.

Omega-3-Fettsäuren: Sprechen Sie mit Ihrem Arzt darüber

> **!**
>
> Omega-3-Fettsäuren können in höheren Dosen Nebenwirkungen haben.

So positiv sich Omega-3-Fettsäuren und insbesondere EPA auf Rheuma auswirken können, so vorsichtig sollte man dennoch mit ihnen umgehen. Denn Omega-3-Fettsäuren können in hohen Dosen Nebenwirkungen haben. Diese treten allerdings erst bei Dosierungen von mehr als 3 Gramm pro Tag auf, die so nicht empfohlen werden. Trotzdem: Vorsicht ist die Mutter der Porzellankiste, sprechen Sie daher mit Ihrem Arzt darüber.

Bei Einnahme höherer Konzentrationen von Fischölfettsäuren können sich die Fließeigenschaften des Blutes verändern, die Blutungszeit verlängert und damit das Blutungsrisiko erhöht werden. Besonders bei Diabetes mellitus oder einem Lupus erythematodes mit Nierenbeteiligung sollte man vorsichtig sein. Teilen Sie Ihrem Arzt auch unbedingt mit, wenn Sie Kortison einnehmen. In diesem Fall wird in der Regel Heparin gegeben, um das Blut zu verdünnen und eine Thrombose zu verhindern. Auch kann bei Diabetikern die Blutzuckereinstellung möglicherweise erschwert sein. Sollte es Ihnen übel werden oder Sie sich sogar übergeben müssen, haben Sie zu viel des Guten getan: Dann reduzieren Sie die Dosis.

Omega-3-Fettsäuren wirken auf das Immunsystem, indem sie die Funktionen der weißen Blutkörperchen (Leukozyten) und in geringem Ausmaß die körpereigene Abwehr reduzieren. Vereinzelt wurde auch über Herzrhythmusstörungen und eine Erhöhung des LDL-Cholesterinspiegels berichtet. Daher sollten Sie Ihren Arzt vor der Einnahme auch auf bestimmte Fettstoffwechselstörungen hinweisen.

Zusammenfassung

Diese Omega-3-Fettsäuren hemmen wirkungsvoll den Entzündungsprozess:
* Alpha-Linolensäure
* EPA, DHA und ihre Folgeprodukte

Entzündungshemmende Antioxidantien

Prozesse, bei denen sich Sauerstoff an Fette anlagert, spielen bei rheumatoider Arthritis eine wichtige Rolle. Hier können ergänzend Antioxidantien eingesetzt werden.

Wodurch entstehen entzündungsauslösende Eikosanoide?

Mehrfach ungesättigte Fettsäuren sind besonders empfindlich gegen Sauerstoffanlagerung, die durch freie Radikale ausgelöst werden. Das heißt: Sie lagern gern Sauerstoff an, vergleichbar mit Eisen, das zu rosten beginnt. Auch freie Radikale selbst können diesen Prozess auslösen.

Sauerstoffradikale, die im Körper bei Entzündungen entstehen, sorgen dafür, dass die Fettsäuren der Zellmembranen (Zellhüllen) zu Entzündungsvermittlern oxidiert werden und somit die Gelenkentzündungen verstärken. Durch die Sauerstoffradikale wird nicht nur die Freisetzung der Arachidonsäure aktiviert, sondern auch die zur Bildung der Entzündungsstoffe (Eikosanoide) notwendigen Enzyme. Somit fördern die Sauerstoffradikale direkt die Bildung der entzündungsfördernden Eikosanoide aus Arachidonsäure. Diese Reaktionen laufen bei Rheumaerkrankungen extrem verstärkt ab.

> **!**
>
> Freie Radikale sind extrem reaktionsfreudige Sauerstoffmoleküle, die Zellstrukturen, Eiweiße und Erbinformation schädigen.

> **!**
>
> Oxidation ist die Anlagerung von Sauerstoff.

Ist man nicht krank, so beseitigen die Sauerstoffradikale bei einer gewöhnlichen Entzündung z. B. die eingedrungenen Bakterien und die Entzündung wird gestoppt. Bei Rheuma hingegen kann die Ursache nicht beseitigt werden und die Entzündungsreaktion wird immer neu entfacht. Deshalb benötigt man hier Antioxidantien. Sie können die Sauerstoffradikale abfangen und damit die Entzündungsreaktion unterbrechen. Leider können die extrem energiegeladenen Sauerstoffradikale nicht vollständig gebremst werden, denn dafür sind mehrere Antioxidantien erforderlich, die die gesamten Entzündungsvorgänge unterbrechen.

Zu der hilfreichen Substanzklasse, die vor Sauerstoff schützt, gehören Vitamin C und E, das Provitamin A, verschiedene Spurenelemente wie Kupfer, Zink und vor allem Selen. Außerdem haben zahlreiche sekundäre Pflanzenstoffe eine antioxidative Wirkung (siehe folgenden Abschnitt).

Patienten mit rheumatoider Arthritis haben einen erhöhten Verbrauch an Antioxidantien, da die Bildung von gefährlichen Sauerstoffarten bei ihnen erhöht ist. Man überlegt daher, ob man diesen Patienten antioxidativ wirkende Substanzen zusätzlich zuführt und somit möglicherweise sogar Medikamente reduzieren kann. Tatsächlich stellte man bei einer Untersuchung in Finnland fest, dass ein niedriger Antioxidantiengehalt in der Blutflüssigkeit (Selen, Vitamin E und Betacarotin) einen Risikofaktor für die rheumatoide Arthritis darstellt.

Vitamin E

Vitamin E wirkt der Sauerstoffanlagerung an die mehrfach ungesättigten Fettsäuren entgegen. Außerdem bekämpft dieser Nährstoff die freien Radikale, die den Gelenkknorpel angreifen können und Entzündungen fördern. Auch die Enzyme und Botenstoffe, die eine Entzündung aktivieren und unterstützen können, hemmt das Vitamin. Tatsächlich unterstützt es den Regenerati-

---

!

Bei Rheuma wird die Entzündungsreaktion immer wieder neu entfacht.

!

Zu wenig Antioxidantien im Blut sind ein Risikofaktor für entzündliches Rheuma.

!

Vitamin E unterstützt die Regeneration des Knorpels.

onsprozess des Knorpels, wirkt einer Entzündung entgegen und verlangsamt das Fortschreiten der Erkrankung.

Es hat dafür einen guten Platz im Körper: direkt in den Zellhüllen neben den mehrfach ungesättigten Fettsäuren, die besonders leicht Sauerstoff anlagern. An diesem Einsatzort fängt es die gefährlichen Angreifer ab, wird allerdings selbst dabei inaktiviert. Hier kommt das Vitamin C ins Spiel: Es kann diese Reaktion umkehren und Vitamin E wieder in seine funktionstüchtige Form verwandeln. Vitamin C seinerseits wird dabei auch inaktiviert, kann aber durch einen selenhaltigen Wirkstoff regeneriert werden. Dieser muss wiederum durch kupfer- und zinkhaltige Wirkstoffe nachgebildet werden. Somit wirken Selen, Eisen, Zink, Kupfer und Mangan dadurch, dass sie Bestandteile von Enzymen sind. Es ist also wichtig, alle diese Substanzen mit der Nahrung zuzuführen. Bei einer Mischkost mit ausreichend frischem Obst und Gemüse – wie im vorigen Abschnitt dargestellt – sollte dies kein Problem sein.

! Vitamin E braucht als Helfer Vitamin C, Selen, Kupfer und Zink.

Eine Vitamin-E-Zufuhr über die normale Ernährung hat den Vorteil, dass sich in unseren Nahrungsmitteln verschiedene Formen des Vitamins finden, die möglicherweise eine besonders günstige Wirkung haben. Gut sind Nüsse und pflanzliche Öle, am besten in Bio-Qualität, um eine Pestizidbelastung auszuschließen. In der folgenden Tabelle sehen Sie jedoch, dass Sie für die empfohlene Tagesdosis doch erhebliche Mengen z. B. an Weizenkeimöl verzehren müssten.

! Weizenkeimöl liefert reichlich Vitamin E.

Durchschnittlicher Vitamin-E-Gehalt einiger Lebensmittel

100 g LEBENSMITTEL	mg VITAMIN E	100 g LEBENSMITTEL	mg VITAMIN E
Weizenkeimöl	174	Sonnenblumenöl	63
Baumwollsaatöl	38	Traubenkernöl	32
Kürbiskerne	30	Haselnüsse und Mandeln	26
Weizenkeimlinge	25	Lebertran	20
Sojaöl	17	Pflanzen- margarine	16
Lupinenöl	15	Erdnüsse	11
Erdnussöl und Standard- margarine	10	Halbfettmargarine und Walnüsse	6,0
Leinöl	5,8	Walnussöl	3,3

!

Bei Rheuma-Patienten ist der Vitamin-E-Spiegel im Blut immer wieder erniedrigt.

Studienergebnisse Zahlreiche neuere Untersuchungen ergaben, dass der Vitamin-E-Spiegel im Blut von Patienten mit entzündlich-rheumatischen Erkrankungen immer wieder erniedrigt ist, vor allem in den betroffenen entzündeten Gelenken. Dass bei einer Entzündung Vitamin E leichter in das Gelenk transportiert wird als bei Gesunden, zeigt übrigens, wie gut unsere Selbstheilungskräfte wirken.

Vitamin E ist als Antioxidans wirksamer, als man ursprünglich dachte – ein einziges Molekül kann mehr als 100 Fettsäuren schützen. Für einen gesunden Erwachsenen sind 15 Milligramm Vitamin E täglich ausreichend, Rheumakranken empfiehlt man 200 bis 400 Milligramm täglich bei einer aktiven rheumatischen Erkrankung, in den Phasen geringerer Entzündung 100 Milligramm.

Wesentlich höher wurde das Vitamin im Rahmen einer Studie aus dem Jahr 1998 dosiert: Die Rheuma-Patienten erhielten täglich 1200 Milligramm Vitamin E. Dies half bei drei gemessenen Schmerzparametern deutlich und die Beweglichkeit nahm zu. Auch die Dosis der Antirheumamittel, die nicht auf Kortison beruhen, konnte verringert werden. Bis die schmerzlindernde Wirkung eintrat, dauerte es 2 Wochen, danach hielt der Therapieerfolg während des Behandlungszeitraums von 12 Wochen an. Eine derartige Überdosierung ist jedoch nur unter ärztlicher Begleitung empfehlenswert.

Neuere Studien weisen aber darauf hin, dass derart hochdosiertes Vitamin E keine Krankheitsverbesserung im Vergleich zur empfohlenen niedrigeren Dosierung bringt. Nebenwirkung sind allerdings auch nicht zu befürchten.

Wirksamer als die alleinige Gabe von Vitamin E ist es, alle wichtigen Antioxidantien (Vitamin E, A, C, Betacarotin und Selen) zu verabreichen. Eine Studie an 1429 Patienten zeigte nämlich, dass Personen, deren Blutspiegel an diesen Substanzen erniedrigt war, auffällig häufiger an einer rheumatoiden Arthritis erkrankten. Vitamin E allein hilft zwar auch, doch eine stärkere Besserung der rheumatischen Beschwerden wird erzielt, wenn Vitamin E mit anderen Antioxidantien zusammen verabreicht wird.

> **!** Vitamin E wirkt am besten in Kombination mit anderen Antioxidantien.

Selen

Patienten mit rheumatoider Arthritis weisen häufig eine erniedrigte Selen-Konzentration im Blut auf. Im Rahmen einer 25-tägigen Studie mit 300 Mikrogramm (µg) Selen täglich konnten die Selenwerte im Blut erhöht und ein Selenmangel beseitigt werden. Die Krankheitsaktivität nahm ab und eine Schmerzlinderung wurde ebenfalls beobachtet.

Anhand der folgenden Tabelle sehen Sie, dass Sie Ihren Selenbedarf ganz einfach mit natürlichem Nahrungsselen decken können, sowohl die empfohlene Menge für Gesunde (55 bis 100 µg) als auch diejenige für Rheumakranke (100 bis 300 µg täglich).

> **!** Als Rheuma-Patient brauchen Sie 100 bis 300 µg Selen pro Tag.

Durchschnittliche Selengehalte selenreicher Lebensmittel

100 g LEBENSMITTEL	µg SELEN	100 g LEBENSMITTEL	µg SELEN
Kokosnuss	810	Sesam	800
Schweineniere	206	Steinpilze	184
Hummer	130	Karpfen	7–130
Paranüsse	103	Languste	99
Sonnenblumenkerne	69	Sojabohnen, Sardinen	60

Die typische Durchschnittsaufnahme für Selen liegt in Europa zwischen 35 µg (Frauen) und 50 µg pro Tag (Männer). Der mittlere ungiftige Wert wird mit 800 µg pro Tag angegeben, man sollte täglich jedoch nicht mehr als 600 µg zu sich nehmen, langfristig sogar maximal 400 µg. Das heißt: Wenn Sie Selen verstärkt aufnehmen möchten, so helfen dabei Sesam und Kokosnuss in geringen Mengen.

Klinische Untersuchungen weisen darauf hin, dass die Verbesserung der Selenversorgung zu einer Minderung des Entzündungsgeschehens führt. Jedoch liegt die gesundheitsfördernde Zufuhr von Selen eng bei derjenigen, die gesundheitsschädigend ist. So wird davon abgeraten, mehr als einen Esslöffel Kokosflocken oder Sesam täglich zu essen, auf keinen Fall mehr als 50 Gramm.

Gemeinsam mit Vitamin C scheint Selen bei rheumatoider Arthritis unwirksames Vitamin E in seine wirksame Form zu verwandeln (siehe auch Seite 47). Für Gesunde empfiehlt man 100 Milligramm Vitamin C täglich, für Rheumakranke 200 Milligramm.

!

Zu viel Selen kann Ihrer Gesundheit schaden!

Sekundäre Pflanzenstoffe mit antioxidativer Wirkung

Einen wichtigen Beitrag zur Abwehr von Entzündungen leisten sekundäre Pflanzenstoffe. Hinter diesem Oberbegriff verbergen sich mehr als 30.000 verschiedene Substanzen, die ausschließlich von Pflanzen gebildet werden (Ausnahme: Milch). Früher nahm man an, dass sekundäre Pflanzenstoffe für die menschliche Ernährung unbedeutend sind. Erst in letzter Zeit erkannte man die Bedeutung dieser Stoffe. In ihrer Funktion als Antioxidantien fangen sie reaktionsfreudige und in diesem Fall gefährliche freie Radikale ab.

Karotinoide z.B. binden diese Substanzen und werden deshalb als Radikalfänger bezeichnet. Auch Flavonoide, Phytoöstrogene, Protease-Inhibitoren und Sulfide sowie Phenolsäuren sind Antioxidantien. Dazu gehört auch das Kurkumin, das in geringen Konzentrationen wirkt. Es ist ein Bestandteil der Gelbwurz (Kurkuma), die in Curry-Mischungen enthalten ist. Man kann es jedoch auch separat und in Bio-Qualität kaufen.

Zusätzlich sind sekundäre Pflanzenstoffe dafür bekannt, dass sie die antioxidative Wirkung der Vitamine A, C und E um ein Vielfaches übertreffen bzw. steigern können.

Die wichtigsten sekundären Pflanzenstoffe mit antioxidativer Wirkung sind:

- Karotinoide
- Polyphenole
- Flavonoide
- Sulfide

Karotinoide

Die Karotinoide Alpha-Carotin, Beta-Carotin, Lykopin, Lutein und Zeaxanthin. In Pflanzen inaktivieren sie durch Lichtenergie aktivierte Substanzen und verhindern damit eine Schädigung des Gewebes. Ähnliche Schutzfunktionen diskutiert man für den Menschen. Als man Versuchsteilnehmern Beta-Carotin, eine Vorstufe von Vitamin A, als Einzelsubstanz gab, konnte man leider keine Wirkung feststellen. Bei den Probanden allerdings, die Beta-Carotin in Form von Karottensaft zu trinken bekamen, stellte man eine deutliche Abnahme von Erbsubstanz-Schäden in bestimmten weißen Blutkörperchen fest. Lykopin allein, bzw. möglicherweise in Verbindung mit gleichzeitig aufgenommenen Substanzen, wirkt stärker antioxidativ als Beta-Carotin. Es soll sogar die Entstehung von Herzinfarkt verhindern können. Es ist hitzeunempfindlich und man findet es z. B. in Tomaten.

Durchschnittliche Beta-Carotin-Gehalte einiger Lebensmittel

100 g LEBENSMITTEL	mg BETA-CAROTIN	100 g LEBENSMITTEL	mg BETA-CAROTIN
Getrocknete Aprikosen	35	Rohe Karotten	7,6
Grünkohl	5,2	Hagebutte, Spinat	4,8
Honigmelone	4,7	Endiviensalat	1,7
Kaki	1,6	Rucola	1,4
Pfifferlinge	1,3	Mango	1,2

Polyphenole

Einige Polyphenole schützen vor Sauerstoff, manche davon besonders stark. Ein solches Beispiel ist Kaffeesäure, die effektiv hilft, indem sie geladene Metallteilchen bindet. Sie ist beispielsweise in Weizenkleie enthalten. Da man sich die starke antioxidative Wirkung der Weizenkleie nicht erklären kann, vermutet man, dass sich Phenolsäuren untereinander und mit anderen biologisch aktiven Inhaltsstoffen, die teilweise noch nicht einmal bekannt sind, in ihrer Wirkung gegenseitig verstärken. Auch natives Olivenöl enthält deutlich antioxidativ wirkende Polyphenole. Mit einer durchschnittlichen mediterranen Kost werden über Oliven täglich 10 bis 20 Milligramm Polyphenole aufgenommen.

Flavonoide

Dies sind die mengenmäßig häufigsten und wirksamsten antioxidativen Inhaltsstoffe in pflanzlichen Nahrungsmitteln. Sie schützen z. B. Vitamin C in Fruchtsäften vor Sauerstoffanlagerung. Über Gemüse und Obst kann man ihre Konzentration im Körper erhöhen. Inzwischen weiß man, dass Flavonoide jedoch nur wirken können, wenn gleichzeitig Vitamin E vorhanden ist. Ernährt man sich mit Gemüse, Pflanzenöl und Fisch, ist dafür immer gesorgt. Außerdem besitzen Zubereitungen aus Artischockenblättern, die reich an Flavonoiden sind, antioxidative Eigenschaften. Auch Äpfel sind für ihren Flavonoidgehalt bekannt.

> **!**
> Weizenkleie und natives Olivenöl liefern besonders heilkräftige Polyphenole.

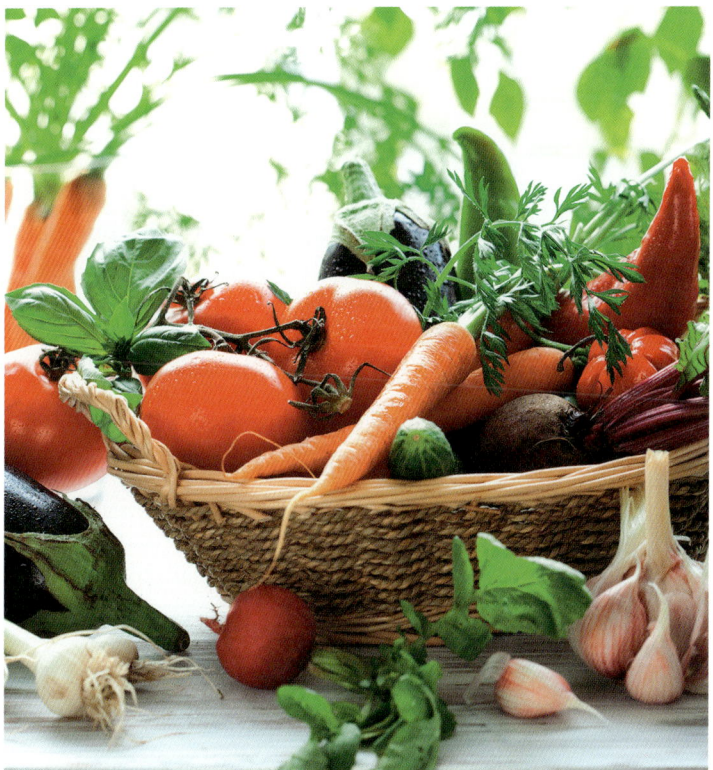

In frischem Gemüse stecken wertvolle antioxidative Inhaltsstoffe.

!

Zwiebeln, Knob-
lauch und Rettich
sind typische
Sulfid-Quellen.

Sulfide

Einige Sulfide, vor allem diejenigen aus Zwiebeln und Knoblauch, schützen selbst zwar nicht vor Sauerstoff, sorgen jedoch
dafür, dass ein spezielles Enzymsystem mit antioxidativen Wirkungen gebildet wird. Neben rohen Zwiebeln schützt auch Rettich die roten Blutkörperchen vor Sauerstoffanlagerung an die
zelleigenen Fette.

Tests belegen die Wirkung

In einem Vergleichstest von Obst- und Gemüsesäften zeigte roter
Traubensaft die stärkste antioxidative Wirkung, gefolgt von
Grapefruit-, Tomaten-, Orangen- und Apfelsaft. Rotwein hat dieselbe
Wirkung wie roter Traubensaft. Beim Obst waren Erdbeeren beson-
ders wirksam, gefolgt von Kiwis. Das enthaltene Vitamin C macht
dabei nur einen Bruchteil (ca. 15 Prozent) der Wirkung aus. Die
sekundären Pflanzenstoffe haben den größten Anteil daran. Bei
Gemüse haben aufgrund der Verzehrmenge Kartoffeln den größten
Effekt, aber auch Grünkohl und Knoblauch zeigten antioxidative
Schutzmechanismen. Auffallend war in den Versuchen die Wirkung
von grünem und schwarzem Tee. Diese Wirkung wird durch Zugabe
von Milch aufgehoben. Auch Schälen und Kochen reduziert die
antioxidative Wirkung von Gemüse und Obst.

!

Verzichten Sie auf
Milch im Tee und
das Schälen von
Obst.

Vitamine für gesunde Gelenke

Knorpelwachstum und Reperationsprozesse werden durch Vitamin C und E beeinflusst. Dabei spielt deren antioxidative Wirkung die Hauptrolle (siehe auch Seite 47). Durch Entzündungs-
reize im Blut werden Sauerstoffradikale und Wasserstoffperoxid
gebildet; deren Konzentrationen können durch die Antioxidantien Vitamin E, C und Karotinoide begrenzt werden.

Eine gute Vitaminversorgung ist nicht nur für Rheuma-
Betroffene wichtig. Allerdings benötigen Patienten mit entzündlichen Erkrankungen entsprechend der Krankheitsaktivität

größere Mengen von bestimmten Vitaminen als Gesunde (siehe Tabelle unten).

Empfohlene Nährstoffe für Gesunde und Patienten mit entzündlichen Erkrankungen, verändert nach Prof. Olaf Adam

NÄHRSTOFF	EMPFOHLENE MENGE FÜR GESUNDE (DGE)	EMPFOHLENE MENGE FÜR RHEUMATIKER MIT NIEDRIGER KRANKHEITSAKTIVITÄT	EMPFOHLENE MENGE FÜR RHEUMATIKER MIT HOHER KRANKHEITSAKTIVITÄT
Betacarotin (in mg)	2–4	15	15
Vitamin C (in mg)	100	100	200
Vitamin D (in µg)	5	10	10
Vitamin E (in mg)	12–15	100	200
Selen (in µg)	30–70	100	200
Zink (in mg)	7–10	15	30

Vitamin C

Eine überdurchschnittliche Vitamin-C-Versorgung erwies sich im Rahmen einer Studie als hilfreich, um ein Fortschreiten der rheumatischen Erkrankung zu verhindern.

Das Überraschende an Vitamin C ist, dass höhere Dosen davon die Interferonbildung im Körper erhöhen. Diese Substanz lässt entzündliche Erkrankungen abklingen und unterdrückt sie. Zu viel Vitamin C allerdings fördert die Entstehung von Krebs, mehr als 200 Milligramm täglich sollte man keinesfalls zu sich nehmen. Diese Menge wird auch fast vollständig verbraucht, wenn sie in natürlicher Form mit frischen Früchten, Fruchtsäften etc. zugeführt wird.

!

Nehmen Sie nicht mehr als 200 mg Vitamin C am Tag zu sich.

Durchschnittlicher Vitamin-C-Gehalt einiger Lebensmittel

100 g LEBENSMITTEL	mg VITAMIN C	100 g LEBENSMITTEL	mg VITAMIN C
Acerolakirsche	1700	Hagebutten	1045
Sanddornbeeren	450	Guave	273
Sanddornbeeren-saft	266	Schwarze Johannisbeere	189
Rohe Petersilie	166	Rote Paprika	140
Rosenkohl roh	115	Brokkoli roh	114
Grünkohl	105	Kiwi	100
Erdbeeren	62	Orange	50

Vitamin C unterstützt unter anderem die Funktionsfähigkeit von Vitamin E und beeinflusst eine spezielle Sorte weißer Blutkörperchen, die B-Lymphozyten, die bei rheumatischen Leiden in großer Zahl gebildet werden. In hohen Dosierungen kann Vitamin C die Vermehrung von B-Lymphozyten reduzieren und deren Aktivität bei der Freisetzung von Entzündungsvermittlern verringern.

Vitamin C ist leider sehr empfindlich. Unsachgemäße Lagerung und lange Kochprozesse reduzieren es deutlich, denn es ist ganz besonders hitze-, licht- und sauerstoffempfindlich. Nicht zu vergessen ist auch, dass es sich immer knapp unterhalb der Schale befindet. Schält man z. B. eine Kartoffel dick, so reduziert sich ihr Vitamin-C-Gehalt um bis zu 100 Prozent. Kaufen Sie daher Bio-Obst und -gemüse, bei dem man die Schale bedenkenlos mitessen kann.

> **!**
>
> Schälen und Kochen reduziert den Vitamin-C-Gehalt empfindlich.

Vitamin D

Um das Fortschreiten der Krankheit zu verhindern, ist auch eine gute Vitamin-D-Versorgung wichtig. Rheumatiker haben vermutlich einen erhöhten Bedarf an Vitamin D, denn es spielt eine Rolle bei entzündlichen Erkrankungen und verhindert Osteoporose (Knochenschwund). Nutzen Sie daher den Sommer und gehen Sie viel ins Freie, denn mithilfe des UV-B-Anteils der Sonne kann unser Körper Vitamin D aus einer Vorläufersubstanz in der Haut in die aktive Vitaminform umwandeln. Prof. Olaf Adam empfiehlt täglich einen halbstündigen Aufenthalt im Freien, denn dies genüge bereits, um die Vitamin-D-Bildung im Körper anzuregen.

> **!**
>
> Sonnenlicht versorgt uns mit Vitamin D.

Eigentlich reichen im Sommer pro Tag 5 bis 10 Minuten Sonne auf Gesicht und Armen aus, um reichlich Vitamin D zu bilden. In dieser Zeit sollten Sie auf Sonnenschutz verzichten, um die positiven Effekte des UV-B-Lichtes nicht einzuschränken. Übertreiben sollten Sie natürlich nicht, denn ein Zuviel an Sonne und vor allem Sonnenbrände sind ein Risikofaktor für die Haut. Ab Mitte Oktober bis Ende März kann in unseren Breiten mithilfe der Sonne kein Vitamin D gebildet werden. Da ist es gut, dass der Körper das Vitamin speichern und im Winter diese Vorräte aufbrauchen kann. Außerdem ist in diesen Monaten eine Vitamin-D-reiche Kost wichtig. Fisch und Lebertran enthalten besonders viel des Sonnenvitamins.

Durchschnittlicher Vitamin-D-Gehalt einiger Lebensmittel

100 g LEBENSMITTEL	µg VITAMIN D	100 g LEBENSMITTEL	µg VITAMIN D
Lebertran	300	Geräucherter Aal	90
Geräucherte Sprotte	32	Bückling	30
Hering (Atlantik)	27	Aal	20
Lachs	16	Schwarzer Heilbutt (Grönland)	15
Makrele	4	Kabeljau	1,3

Problematisch kann in diesem Zusammenhang die Einnahme von nichtsteroidalen Antirheumatika über einen längeren Zeitraum sein. Sie können die Nieren schädigen und dadurch die notwendige Aktivierung des Vitamin D in den Nieren behindern. Prof. Olaf Adam empfiehlt hier, Alphacalcidol einzunehmen in einer Dosis von 1 µg pro Tag, da bei dieser Form des Vitamin D die Aktivierung durch die Niere bereits erfolgt ist. Ein Arzt kann Ihnen das Arzneimittel verschreiben.

Bei einer größeren Studie mit 850 älteren männlichen Patienten mit rheumatoider Arthritis fand man heraus, dass Personen mit Vitamin-D-Mangel (weniger als 20 ng/ml Blut) stärker unter schmerzhaften Gelenken litten. Eine Überprüfung des Vitamin-D-Status und Zufuhr an Vitamin D ist bei nachgewiesenem Mangel absolut zu empfehlen – und das nicht nur, um Schmerzen zu reduzieren.

> **!**
>
> Vitamin-D-Mangel kann die Gelenkschmerzen verstärken.

Vitamin B$_1$

Vitamin B$_1$, auch als Thiamin oder „Anti-Beri-Beri-Faktor" bezeichnet, ist an der Erhaltung von Nervengewebe beteiligt und spielt wie viele andere B-Vitamine für die Nerven eine wichtige Rolle. So ist auch seine Funktion für den Kohlenhydratstoffwechsel und das Nervensystem besonders wichtig, da beides eng zusammenhängt: Das Gehirn deckt seinen Energiebedarf überwiegend aus der Zuckerverwertung (Traubenzucker), dem Baustein von Kohlenhydraten. Deshalb muss man aufpassen, dass man keine Mangelerscheinungen bekommt, die mit Neuralgien oder Nervenentzündungen einhergehen.

Besonders viel Vitamin B$_1$ finden Sie in Hefe, Weizenkeimen und -keimlingen, Sonnenblumenkernen und Roggenkeimlingen.

Durchschnittlicher Vitamin-B$_1$-Gehalt einiger Lebensmittel

100 g LEBENSMITTEL	µg VITAMIN B$_1$	100 g LEBENSMITTEL	µg VITAMIN B$_1$
Bierhefe	13.000	Weizenkeime	2010
Hefe, Hefeerzeugnisse	7400	Roggenkeime	1000
Malzprodukte	3600	Sonnenblumenkerne	1900
Ölsamenmus	2000	Hickerynüsse	1667
Vegetarische Pasteten	1926	Sojabohnen	1500
Reiskleie	2260	Paranüsse	1000

Folsäure (Vitamin B$_9$)

Als B-Vitamin spielt Folsäure bei der Zellteilung und beim Zellwachstum eine wichtige Rolle. Folsäuremangel kommt leider auch bei uns vor und führt nicht nur zu Depressionen und Gedächtnisstörungen. Etwa 25 bis 50 Prozent der Bevölkerung hat einen Mangel, wozu sicher auch die Hitze- und Lichtempfindlichkeit der Folsäure beiträgt. Durch Wässern, starkes Erhitzen, lange Warmhaltezeiten oder unsachgemäße Lagerung werden bis zu 90 Prozent des Vitamins im Lebensmittel vernichtet.

Ein Folsäuremangel bewirkt die Vergrößerung der roten Blutkörperchen, die dann auch weniger Blutfarbstoff aufnehmen können. Auch unter Rheuma-Patienten beobachtet man dies als Folge der Medikamenteneinnahme. Prof. Olaf Adam ist der Ansicht, dass diese Veränderungen häufig unter der Behandlung mit Methotrexat zu beobachten sind. Er empfiehlt die Gabe von Folsäure bzw. Folinsäure, um diese Nebenwirkung zu vermeiden. Damit hält man auch die Wirkung des Medikaments aufrecht.

Ein Folsäuremangel steht möglicherweise auch in direktem Zusammenhang mit den bei Rheumakranken häufig auftretenden Herzinfarkten. Diese Substanz gilt als eigenständiger Risikofaktor für Herz-Kreislauf-Erkrankungen.

! Wässern, Erhitzen und langes Lagern zerstören das Vitamin.

! Folsäuremangel steht möglicherweise in Zusammenhang mit Herzinfarkten.

Es ist also wichtig, auf eine ausreichende Folsäure-Versorgung zu achten. Bakterien stellen einen Teil der benötigten Folsäure bereit. Zusätzlich sollte man mit der Nahrung täglich 400 µg (0,4 mg) aufnehmen.

Durchschnittlicher Folsäure-Gehalt einiger Lebensmittel

100 g LEBENSMITTEL	µg FOLSÄURE	100 g LEBENSMITTEL	µg FOLSÄURE
Leber	136–592	Rosenkohl	182
Weizenkeime	520	Grünkohl	187
Sojabohnen	200	Erdnüsse	169
Spinat, Feldsalat	145	Kichererbsen	340

Zwei wichtige Mineralstoffe

Generell ist es wichtig, optimal mit Mineralstoffen versorgt zu sein. Größere Mengen als empfohlen sollte man jedoch nicht zu sich nehmen. Eine besondere Bedeutung für Rheuma-Patienten haben Kalzium und Eisen.

Kalzium

!

Lassen Sie am besten Ihren Kalziumstatus vom Arzt überprüfen.

Die vordringliche Aufgabe von Kalzium ist die Härtung von Knochen und Zähnen. Da Rheumatiker von Osteoporose (Knochenschwund) bedroht sind und auf ihre Knochengesundheit achten müssen, sollten sie mit der Nahrung viel davon zu sich zu nehmen. Wird zu wenig Kalzium zugeführt, wird der Mineralstoff nämlich den Knochen entnommen, da es der Körper auch für andere lebensnotwendige Prozesse braucht. Dieser Prozess geht außerordentlich langsam vor sich. Deshalb zeigt sich ein Knochenschwund erst nach Jahren.

Die Kalziumaufnahme wird von vielen Faktoren beeinflusst. So hängt der Bedarf von der Phosphatzufuhr ab: Ein zu hoher Phosphatgehalt der Nahrung beeinflusst unseren Kalziumhaus-

halt negativ. Da Phosphat gern als Lebensmittelzusatzstoff eingesetzt wird, nimmt man durch den Verzehr von Fleisch, Fleisch-
waren, Brot, Käse und Fertigprodukten viel Phosphat auf. Besonders reichlich ist es in Cola und Schmelzkäse enthalten. Optimal
wäre ein Verhältnis von Kalzium zu Phosphat in unserer Nahrung von 1:1. Die meisten Lebensmittel aber enthalten mehr
Phosphat als Kalzium, sodass durch die übliche Nahrungszusam-
menstellung nur ein Verhältnis von 1:2 bzw. 1:3 erreicht wird.

Ein ideales Kalzium-/Phosphat-Verhältnis finden Sie in folgenden Lebensmitteln (je größer der Kalziumgehalt, desto besser):

> **!**
>
> Schmelzkäse und
> Cola sollten Sie nur
> ausnahmsweise
> genießen.

Kalziumreiche Lebensmittel mit idealem Phosphatgehalt

100 g LEBENSMITTEL	ENTHALTENE KALZIUMMENGE in mg (VERHÄLTNIS KALZIUM/PHOSPHAT)	100 g LEBENSMITTEL	ENTHALTENE KALZIUMMENGE in mg (VERHÄLTNIS KALZIUM/PHOSPHAT)
Magermilchpulver	1290 (1,3:1)	Vollmilchpulver	1047 (1,5:1)
Sesamsamen	ca. 1000 (1,6:1)	Trockene Schlafmohnsamen	1460 (1,7:1)
Parmesan	1178 (1,6:1)	Bergkäse, Vollfettstufe	1100 (1,6:1)
Appenzeller	1090 (1,5:1)	Emmentaler	1029 (1,6:1)
Tilsiter	910 (1,6:1)	Gouda	820 (1,9:1)
Milch und Joghurt	120 (1,3:1)	Brokkoli	ca. 100 (2:1)

Milch und Milchprodukte   Ein sehr günstiges Lebensmittel ist
die Milch. Sie enthält mehr Kalzium als Phosphat. Außerdem fördert Milchzucker (Laktose) die Aufnahme des Mineralstoffes. Ihr
Gehalt macht Milch und Milchprodukte zu den besten Kalzium-
quellen. Daher wird bei Kalziummangel sogar die Zugabe von
Trockenmilchpulver zu verschiedenen Speisen empfohlen, um
das Kalziumangebot zu verbessern. So kann man hellen gebunde-
nen Suppen und Soßen oder Salatdressing, Kartoffelpüree und

Milchspeisen Trockenmagermilch zugeben. Ein Zusatz von 10 Gramm Trockenmagermilch pro Portion liefert etwa 130 Milligramm Kalzium. Eine geschmackliche oder küchentechnische Beeinträchtigung gibt es nicht.

Wenn Sie keine Milch vertragen, können vergorene Milchprodukte wie Joghurt oder Hartkäse eine gute Alternative sein. Käse ist generell eine ideale Kalziumquelle. Untersuchungen ergaben, dass die Gesamtknochenmasse bei Versuchspersonen mit regelmäßigem Käsekonsum stärker zunahm als bei der Einnahme von künstlichen Kalziumpräparaten.

Gute pflanzliche Quellen für den Knochenbaustein sind grünes Gemüse wie Brokkoli, Grünkohl oder Fenchel sowie Sesam. Auch „hartes" Trinkwasser mit einem hohen Kalkgehalt und kalziumreiches Mineralwasser mit mindestens 300 Milligramm pro Liter kann zu einer guten Kalziumversorgung beitragen.

> **!**
>
> Joghurt und Käse sind eine gute Alternative bei Milchunverträglichkeit.

Kalzium braucht Vitamin D   Voraussetzung für eine optimale Kalziumversorgung ist ein ausgeglichener Vitamin-D-Haushalt. Das Vitamin ist für den Transport des Mineralstoffs durch die Darmzellen absolut notwendig. Fehlt es, kann Kalzium nicht aus dem Darm in die Blutbahn gelangen und verlässt den Körper. Umgekehrt ist sowohl die Mineralisierung des Knochens als auch die Regulation des Vitamin-D-Stoffwechsels von der aktuellen Verfügbarkeit von Kalzium abhängig. Auch Östrogene steigern die Aufnahme von Kalzium im Darm. Daher haben Frauen mit einem Östrogenmangel einen erhöhten Kalziumbedarf.

> **!**
>
> Auch körperliche Bewegung fördert die Kalziumaufnahme.

Empfohlene Tageszufuhr   Die wünschenswerte Zufuhr von Kalzium ist nicht so leicht festzulegen, da die Aufnahme von bestimmten Nahrungsmittelinhaltsstoffen gefördert bzw. gehemmt wird. Es gilt daher nicht nur die üblichen Kriterien wie Alter oder Geschlecht und körperliche Leistung zu beachten. Man muss

> **!**
>
> Der Bedarf ist bei langfristiger Einnahme bestimmter Medikamente und Erkrankungen wie Osteoporose erhöht.

auch die UV-Bestrahlung und damit zusammenhängende Vitamin-D-Produktion, spezielle Nahrungsfaktoren und insbesondere den Phosphatgehalt der Kost berücksichtigen. Der Dreiklang aus hoher Phosphataufnahme, einem Kalzium-Phosphat-Verhältnis der üblichen Kost von 1 : 2 statt 1 : 1 und unbefriedigender Kalziumversorgung leistet dem Osteoporoserisiko Vorschub.

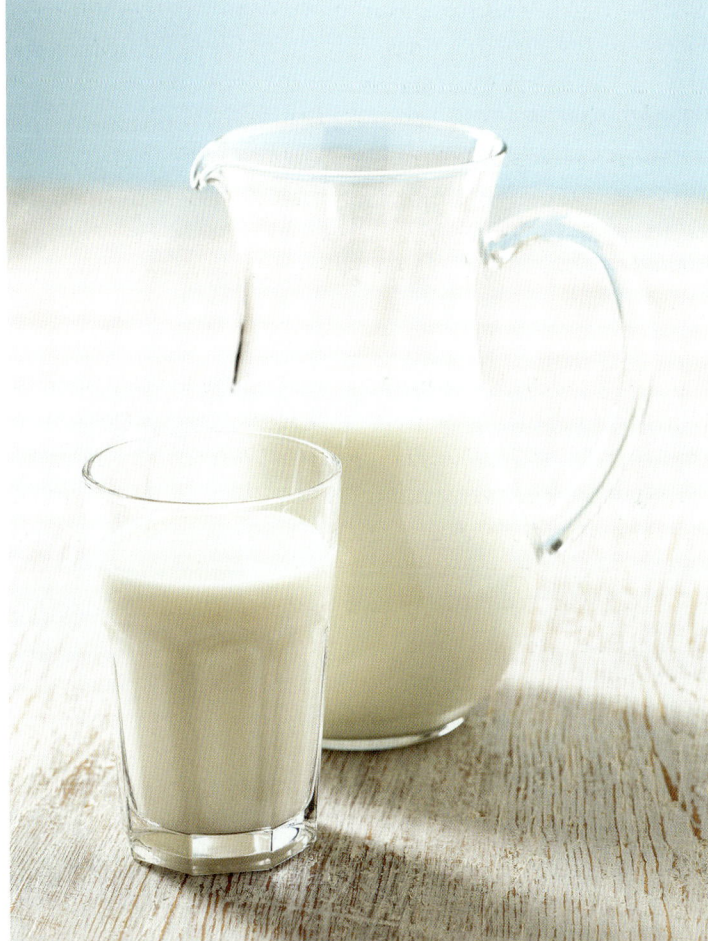

Milch ist eine ideale Kalziumquelle.

Die empfohlene Tageszufuhr für Erwachsene beträgt 1 Gramm pro Tag, bei Frauen ab 50 Jahren 1,5 Gramm (bei Östrogeneinnahme nur 1 Gramm, ab dem 60. Geburtstag 1,5 Gramm). Männer sollten ab dem 65. Lebensjahr ebenfalls 1,5 Gramm zuführen.

Woran erkennt man einen Kalzium-Mangel? Sinkt der Kalziumanteil im Blut, wird der Mineralstoff automatisch aus den Knochen mobilisiert. Dieser Kalziumspeicher kann natürlich nicht unendlich lange angezapft werden. Wird über einen längeren Zeitraum zu wenig Kalzium über die Nahrung angeliefert, verliert der Knochen seine Stabilität. Osteoporose, Funktionsverluste und Knochenbrüche können die Folge sein.

Ein schwacher Kalziummangel kann symptomlos bleiben. Bei leichter Unterversorgung sind Krampfanfälle, Hautveränderungen wie Ekzeme und trockene Haut, Haarausfall und brüchige Nägel zu beobachten. Wird der Mangel stärker, kann es zu schmerzhaften Muskelkrämpfen, bevorzugt der Mittelhand- und Mittelfußmuskulatur, kommen. Außerdem treten Sensibilitätsstörungen (Taubsein, Kribbeln) auf, insbesondere um den Mund herum sowie an Finger- und Zehenspitzen. Auch Depressionen und eine Trübung der Augenlinse können auftreten. Diese Symptome können durch ein Defizit an Kalium bzw. Magnesium verstärkt werden. In der Regel sind die Ursachen für einen starken Mangel Defekte an den Hormonsystemen, die den Kalziumhaushalt steuern.

> **!**
>
> Die Symptome reichen von brüchigen Nägeln bis hin zu Depressionen.

Eisen

Sowohl ein Zuwenig als auch ein Zuviel an Eisen ist problematisch. Zu viel Eisen kann die Entzündung bei rheumatoider Arthritis verstärken. Zu wenig führt zu Blutarmut (Eisenmangelanämie), denn Eisen ist ein wichtiger Bestandteil des Blutfarbstoffs. Ein Mangel kann durch starke Blutverluste, wie bei der weiblichen Menstruation, entstehen, aber auch nichtsteroidale Antirheumatika können eine Eisenmangelanämie auslösen.

Der Stoffwechsel des Eisens läuft kurz skizziert so ab: Das Eisen gelangt über die Nahrung in den Darm und wird mithilfe eines speziellen Eiweißes als Transportsystem (Transferrin) in die Blutbahn gebracht. Dort werden zuerst die eisenhaltigen Enzyme versorgt, dann wird das Spurenelement zur Blutbildung bereitgestellt. Das Problem ist, dass die eisenhaltigen Enzyme sich genau dort befinden, wo das Entzündungsgeschehen abläuft. Insbesondere bei rheumatoider Arthritis ist der Eisenbedarf der Enzyme außergewöhnlich hoch, sodass die Blutbildung das Nachsehen hat. Die Folge: Bei Rheuma-Patienten wird häufig ein Eisenmangel im Blut festgestellt, obwohl der Eisenspeicher des Körpers, das sogenannte Ferritin, normale Werte zeigt oder sogar überladen ist. Es hilft auch nicht, wenn man zusätzliches Eisen zuführt. Erst eine erfolgreiche Behandlung der Entzündung bringt Besserung.

> **!**
>
> Auf keinen Fall sollte man ohne Rücksprache mit dem Arzt Eisenpräparate einnehmen.

Die Eisenaufnahme fördern   Aus Fleisch und seinen Produkten wird Eisen etwa 10- bis 20-mal besser aufgenommen als aus pflanzlichen Lebensmitteln. Die Eisenaufnahme aus pflanzlichen Lebensmitteln kann man fördern, indem man gleichzeitig Vitamin C isst, z. B. in Form eines Salates aus roter Paprika und Tomaten zur Hauptmahlzeit oder Kiwi und Orangen als Nachspeise. Gleichzeitig hemmt Vitamin C die Entzündung.

Auf keinen Fall sollte man Kaffee oder schwarzen bzw. grünen Tee zu einer eisenhaltigen Mahlzeit trinken, da diese Getränke die Eisenaufnahme reduzieren. Ebenso wenig dürfen Zink und Selen gleichzeitig mit Eisen eingenommen werden, denn Eisen schließt deren Aufnahme über den Darm aus.

Ganz besonders gut bei Rheuma: die Sojabohne
Die Sojabohne enthält mehr Eiweiß als alle anderen Hülsenfrüchte und sogar dreimal mehr als Fleisch. Dazu kommt, dass ihr Eiweiß reich an einem lebensnotwendigen Eiweißbaustein ist, dem Lysin, das im Getreideeiweiß nur in geringer Menge vorkommt. Deshalb ist Soja eine hervorragende Ergänzung bei einer vegetarischen Kost und ideal für Rheuma-Betroffene. Sogar das Hühnerei kann man durch Soja-Eiweiß ersetzen. Da die Sojabohne außerdem viel Lezithin enthält (etwa 2 Prozent des Gewichts der Sojabohne), ist Soja-Eiweiß gut für die Zubereitung von Backwaren, Cremes, Mayonnaisen und Soufflés. Lezithin ist besonders für die richtige Funktion der Nerven und des Gehirns erforderlich. Die enthaltenen Kohlenhydrate sind zum Teil unverdaulich und lassen den Blutzucker nur wenig steigen.

Verschiedene Nahrungsergänzungen

Es gibt unzählige Nahrungsergänzungspräparate, aber nur zu wenigen gibt es überzeugende Studien. Im Zweifelsfall gilt: Wer heilt, hat recht, und wenn ein Patient glaubt, von solchen Präparaten profitieren zu können, spricht, abgesehen vom geplagten Geldbeutel, nichts gegen deren Verwendung. Schaden können sie nicht, doch nur wenige können bei entzündlichem Rheuma eventuell Linderung bringen. Diese möchte ich Ihnen nicht vorenthalten.

Hyaluronsäure und Chondroitinsulfat

Die Gelenkschmiere enthält unter anderem Hyaluronsäure. Sie gehört zur chemischen Gruppe der Glukosamine. Hyaluronsäure kann man nicht nur direkt in das Gelenk injizieren, sondern auch in Form von Lösungen schlucken. Die derart verabreichte Hyaluronsäure soll die vorhandenen Knorpelzellen zur Produktion körpereigener Hyaluronsäure aktivieren.

Chondroitin ist ein wichtiger Bestandteil des menschlichen Knorpels. Seine wirksame Form im Körper ist das Chondroitin-

!

Die beiden Wirkstoffe haben eine schmerzlindernde Wirkung.

sulfat. Es schützt den Knorpel und ermöglicht, dass von den Knorpelzellen benötigte Nährstoffe durch das Knorpelgewebe gelangen können. Hat man einen Mangel daran, werden die Knorpelzellen nicht ausreichend mit Nährstoffen versorgt und sterben ab. Hinzu kommt, dass Chondroitin die Aktivität der knorpelabbauenden Enzyme reduziert.

Glukosamin- und Chondroitinsulfat werden meistens in Kombinationen angeboten. Dadurch sollen sich ihre ergänzenden Wirkungen besonders gut entfalten.

Leider konnte die Wirksamkeit der beiden Substanzen bisher nicht wissenschaftlich bestätigt werden. Sie brachten den Reparaturprozess des geschädigten Knorpels in Versuchen nicht in Gang. Jedoch scheinen sie eine schmerzlindernde Wirkung zu haben. Auch konnte man mit täglich 1500 Milligramm Glukosaminsulfat eine Verschmälerung des Kniegelenksspalts verhindern. Da die Substanzen zudem nebenwirkungsarm sind, können sie also hilfreich sein. Glukosaminsulfat kann möglicherweise sogar den Arthroseprozess aufhalten.

Die Dosierung bei Nahrungsergänzungs- und Arzneimitteln ist meist ähnlich. Eine Dosis von 1250 Milligramm wurde von der Europäischen Arzneimittelagentur als wirksam beurteilt. Ob allerdings Nahrungsergänzungsmittel genauso helfen wie Arzneimittel, ist umstritten, sodass Sie besser auch hier von einer Eigenmedikation Abstand nehmen und sich ein glukosaminhaltiges Präparat verschreiben lassen sollten. Doch garantieren kann leider niemand, dass ein derartiges Präparat Kranken hilft, man sieht seine Stärke eher in seiner prophylaktischen Wirkung.

Kollagen

Kollagen spielt beim Aufbau der Gelenke eine wichtige Rolle. Deshalb wurde Kollagenhydrolysat als geeignetes Nahrungsergänzungsmittel bei beginnendem Rheuma empfohlen. Experimentelle Studien zeigten, dass Kollagenhydrolysat die Kollagenbildung

!

Kollagen ist für den Aufbau der Gelenke wichtig.

der sogenannten Chondrozyten (Zellen, die sich im Knorpelgewebe finden) anregt, jedoch gibt es noch keine endgültige Studie, die das beweist. Man nimmt an, dass die Zufuhr von Kollagenhydrolysat vor allem bei älteren Personen mit Übergewicht hilft. Auch Personen, die aufgrund beruflicher oder sportlicher Aktivitäten ein verstärktes Arthroserisiko haben, und Menschen mit schweren Gelenkverletzungen in der Vorgeschichte sowie bei entsprechender genetischer Veranlagung könnte das Präparat helfen.

Grünlippmuschelextrakt

Die Grünlippmuschel kommt ausschließlich in Neuseeland vor. Dort wird sie gezüchtet und als Delikatesse verspeist. Sie enthält spezielle Eiweiße wie die Glukosamine, außerdem Kohlenhydrate und die gesunden Omega-3-Fettsäuren. Auch Mineralstoffe und Spurenelemente wie Magnesium, Kalium und Kalzium findet man darin. Man vermutet, dass der gute Gesundheitszustand der Neuseeländer, vor allem derjenigen, die an der Küste wohnen, auf den häufigen Genuss der Grünlippmuschel zurückzuführen ist. Auch eine Arthrose hatten sie nur selten.

Bei Untersuchungen der Muschel wurden bisher unbekannte Omega-3-Fettsäuren mit deutlich entzündungshemmenden Eigenschaften gefunden, die auch bei Rheuma und Arthrose helfen sollen. Auch die Gelenke soll die Muschel stärken und man erhofft sich eine gezielte Beeinflussung der Darmflora und damit eine Besserung immunologischer Erkrankungen.

Den Extrakt aus der Grünlippmuschel erhält man in Apotheken und Drogerien als Nahrungsergänzungsmittel. Selten wurden Magen-Darm-Probleme oder Allergien beobachtet.

Leider wirkt der Extrakt oft erst nach einem Vierteljahr. Ist dann aber keine Besserung eingetreten, wirkt das Präparat wohl nicht oder nicht in der verwendeten Konzentration. Dann stellt sich die Frage, ob sich die Geldausgabe wirklich lohnt.

> **!**
>
> Die Grünlippmuschel enthält bisher unbekannte Omega-3-Fettsäuren.

Weniger ist mehr – der Weg zum Wunschgewicht

Abnehmen, aber mit Köpfchen!

Es ist schon zum sprichwörtlichen Davonlaufen! Da lebt man in einem Land, das leckere Speisen in Hülle und Fülle bietet – also quasi im Schlaraffenland – und darf sich, wenn überhaupt, nur begrenzt bedienen. Von allen Seiten hört man, dass die Deutschen zu dick sind und dass sie unbedingt abspecken müssen. Wenn das so leicht wäre! Dennoch ist es wichtig, auf seine Figur zu achten, denn wissenschaftliche Studien zeigen, dass Übergewicht zu verschiedenen Herz-Kreislauf- und Stoffwechsel-Krankheiten wie Diabetes führen kann und uns vorzeitig altern lässt.

Für Sie als Rheuma-Patient gilt: Jedes Pfund, das Sie zu viel mit sich herumschleppen, belastet Ihre Knochen und Gelenke und verstärkt somit Ihre Schmerzen. Um diese Last zu verringern, heißt es also Ernährungsfehler zu korrigieren und ungesundes Übergewicht abzubauen. Damit schlagen Sie mehrere Fliegen mit einer Klappe, denn Sie beugen gleichzeitig einer Reihe zum Teil gefährlicher Zivilisationskrankheiten vor.

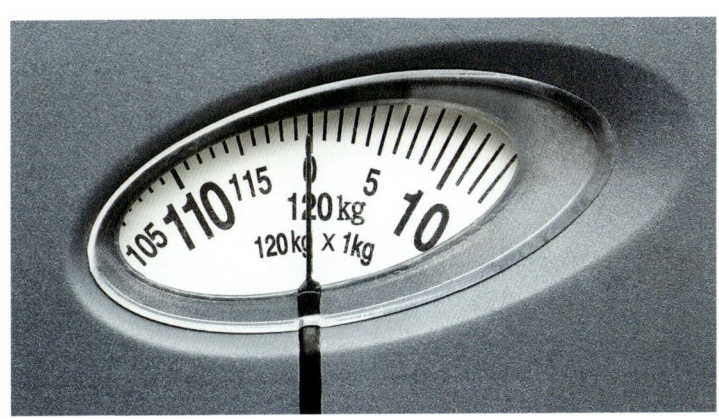

Leider belastet jedes Pfund zu viel Ihre Gelenke.

Sind Sie zu dick?

Vielleicht haben Sie das Gefühl, dass Sie zu schwer sind, und möchten abnehmen. Aber wann ist man überhaupt zu schwer? Aufgrund neuer Erkenntnisse kommt man heute vom BMI (Body-Mass-Index, Körpergewicht in kg geteilt durch Körpergröße in m²) wieder ab. Jetzt wird stattdessen die Taille oder der Bauchumfang gemessen, denn entscheidend für die Gesundheit ist die Fettverteilung. Am gefährlichsten ist der Taillenspeck. In diesem „Speckgürtel" werden Botenstoffe produziert, die in benachbarten Zellen chronische Entzündungen bewirken. Die Grenzwerte hier sind:

- Frauen: 85–90 cm Taillenumfang
- Männer: ca. 100 cm Taillenumfang

Für beide Geschlechter gelten die Grenzwerte relativ unabhängig von der Körpergröße. Wer darüber liegt, sollte dringend ein paar Pfunde abschmelzen.

Auch wenn es generell schwierig ist abzunehmen – dem Bauchfett rückt man am leichtesten zu Leibe: Fünf bis 10 Prozent weniger Körpergewicht verkleinert sein Volumen bereits um ein Drittel – und reduziert die damit verbundenen Risiken.

> **!**
>
> Besonders gefährlich: der „Speckgürtel" um die Taille.

Äpfel und Birnen

Bei der Körperfettverteilung unterscheidet man die Birnen- und die Apfelform. Frauen neigen zur Birnenform, bei der sich das Fett um Po und Hüften herum sammelt. Bei Männern lagert sich der Speck eher um die Taille an (Apfelform, auch als Bierbauch bezeichnet). Dieser „Speckgürtel" ist gefährlicher als das Fett an Po und Hüften.

Weniger wiegen durch mehr Volumen: Volumetrics

Crashdiäten oder Fasten sind zum Abnehmen ungeeignet. Nach neuesten Erkenntnissen ist das Volumen der Nahrung das Entscheidende: Volumetrics (von „Volumetrie" = Messung von Rauminhalten) nennt man die Ernährungsform, die dies berücksichtigt.

Beim Essen wird ein Dehnungsreiz der Magenwand ausgelöst. Magen-Nervenrezeptoren messen den Druck auf die Magenwand und senden Signale an das Gehirn. Dort lösen sie das Völlegefühl aus. Nerven im Zwischenhirn sorgen dafür, dass man nicht weiterisst. Sobald man ganz satt ist, werden die entsprechenden Botenstoffe nicht mehr ausgeschüttet.

Zieht sich der Magen zusammen und entleert sich, spürt man in der folgenden Zeit wieder ein Verlangen nach Essen. Größere Mahlzeiten füllen daher den Magen für einen längeren Zeitraum. Sie sättigen besser als kleine Portionen. Das bedeutet, dass es besser ist, dreimal am Tag eine größere statt – wie noch vor Kurzem empfohlen – fünfmal eine kleinere Mahlzeit zu essen.

> **!**
>
> Essen Sie sich dreimal am Tag richtig satt.

Die Sättigungssignale entstehen unabhängig davon, wie viel Energie die jeweilige Nahrung enthält. 80 Prozent der Sättigung gehen auf das Volumen und nicht die Kalorienmenge zurück. Je mehr Kalorien ein Lebensmittel enthält, desto größer ist die Energieaufnahme bei gleichem Sättigungseffekt. Isst man z. B. Schnitzel oder aber Gemüse, so wird mit Letzterem die Sättigung mit nur 150 Kilokalorien erreicht, beim Schnitzel dagegen benötigt man für denselben Effekt 550 Kilokalorien.

Dass Gemüse dabei kalorienarm den Magen füllt, überrascht nicht wirklich. Das sieht beim Brot schon anders aus. Dieses Nahrungsmittel ist zu trocken, um ein günstiger Sattmacher zu sein. Kartoffeln sind da eindeutig besser. Da Gemüse und Obst zu 90 Prozent aus Wasser bestehen, sättigen sie. Sogar die bekannte Kohlsuppendiät basiert auf diesem Prinzip, jedoch bringt sie pur genossen zu wenig Eiweiß. Abgewandelt mit Sojabohnen oder ähnlichen Hülsenfrüchten ist sie ideal – allerdings isst man sich sehr schnell über. Gegen einen Tag in der Woche spricht jedoch nichts.

> **!**
>
> Auf Seite 145 finden Sie ein leckeres Rezept für eine Schlankheitssuppe mit viel Gemüse.

Eine günstige Energiedichte haben nach dieser Methode neben Gemüse z. B. auch Salat, Obst, gegarte Kartoffeln, Reis und Nudeln; bei Fleisch Filet und gekochter Schinken.

Ganz hohe und somit extrem ungünstige Energiedichtewerte haben Nussnugatcreme, geröstete Erdnüsse und Kartoffelchips. Und anstelle von Hartkäse wie Emmentaler sollten Sie während des Abspeckens besser Magerjoghurt und Magermilch als Kalziumlieferanten wählen.

Tipps und Tricks zum Abspecken

Um erfolgreich abzunehmen, sollten Sie sich das Leben erleichtern, wann immer möglich. Die folgenden Tipps und Tricks helfen Ihnen dabei.

- Wenn Sie der Meinung sind, dass Sie eh nicht viel essen und trotzdem dicker werden, nehmen Sie sich die Zeit, ein Essprotokoll anzulegen. Schreiben Sie minutiös alles auf, was Sie im Laufe des Tages zu sich nehmen – auch nicht die kleinste Praline zwischendurch vergessen! Dann sehen Sie sich die Liste an und schreiben Sie die ungefähre Kalorienzahl dazu. Sie werden staunen – und sehen, wo Sie einsparen müssen.

- Es nützt nichts, zu hungern und die Essensmengen drastisch zu reduzieren. Um abzunehmen, muss man vernünftig und dauerhaft Kalorien einsparen. Frisches Gemüse ist ideal: viele Ballaststoffe, viele lebensnotwendige Vitamine und Mineralstoffe, viel Volumen, aber wenig Kalorien. Ein Teller Suppe mit Gemüsestückchen oder ein Schlüsselchen Salat vor der Hauptmahlzeit hilft satt zu werden.

- Es nützt ebenfalls nichts, sich zu kasteien und auf geliebte Snacks wie Schokolade ganz zu verzichten. Besser ist es, sie als gelegentlichen Genuss einzubauen.

- Essen Sie vollwertige Speisen. Nach Möglichkeit Vollkornbrot, Vollwertreis, Vollkornnudeln und Müsli – möglichst ohne Zucker oder Honig; natürliche Süßstoffe wie Stevia oder der Zuckeralkohol Erythrit machen den Verzicht leicht.

- Trinken kann nur kurzzeitig über Hungergefühle hinweghelfen, denn Flüssigkeiten sättigen nicht. Ein halber Liter verlässt den Magen bereits nach 20 Minuten wieder. Trinken Sie nur ungezuckerte Tees oder (Mineral-)Wasser, Fruchtsäfte nur verdünnt bzw. als Schorlen, denn Obstsäfte – so gesund sie sind – können durchaus 120 Kilokalorien pro Glas liefern.
- Vermeiden Sie es, anderen beim Essen zuzusehen.
- Machen Sie sich eine Liste der Dinge, die Sie außer essen gerne tun. Wenn dann der Appetit auf eine kalorienreiche Zwischenmahlzeit kommt, nehmen Sie sich vor, 20 Minuten zu warten – und tun dies mithilfe der geliebten Tätigkeit.
- Geben Sie sich die Portion, die Sie essen möchten, in der Küche auf den Teller – nicht mehr. Die Servierschale auf dem Tisch verleitet dazu, mehr zu essen.
- Verwenden Sie besser kleine Teller und kleine Servierlöffel anstelle von großen. Sind die Teller rot, isst man automatisch weniger – ein Überbleibsel aus der Steinzeit.
- Lagern Sie verführerische Lebensmittel wie Schokolade nicht auf dem Schreibtisch, im Wohnzimmer oder sonst wie in Reichweite. Besser man deponiert sie weiter entfernt, sodass man eine längere Wegstrecke dafür zurücklegen muss.

> **!**
>
> Deponieren Sie süße Sünden außer Reichweite.

- Ein paar Kekse, etwas Cola oder zwei Scheiben Brot mehr oder weniger sind doch nicht so schlimm, denkt man. Führen Sie sich aber vor Augen, dass zwei Kekse bis zu 120 Kilokalorien enthalten – und dabei sättigen sie gar nicht! Es reicht, wenn Sie für sich drei Gefahrenzonen identifizieren, in denen Sie oft schwach werden. Diese sollten Sie dann möglichst umgehen.
- Bewusstes Essen hilft, weniger zu essen. Das, was Sie essen, sollten Sie wirklich genießen und nicht in sich hineinschlingen. Das macht Spaß und fördert das Sättigungsempfinden.

- Garen und braten Sie Speisen am besten kurz mit wenig Wasser und wenig Fett an.
- Nehmen Sie zum Binden von Suppen und Soßen am besten püriertes Gemüse oder wenig zerdrückte Pellkartoffeln.
- Die Wirkstoffe der Birne sollen entwässernd wirken und die Verdauung anregen.
- Belegen Sie Sandwiches mit fettarmem Schinken, Tomaten-, Gurken- oder Paprikascheiben, Sprossen oder Salatblättern.
- Gehen Sie nicht hungrig einkaufen und am besten nur mit Einkaufszettel – kaufen Sie auch nur das, was draufsteht.
- Von den Beilagen Pellkartoffeln, Reis oder Nudeln sättigen Kartoffeln bei der kleinsten Kalorienmenge am besten.
- Ein kalorienreiches Frühstück wird im Laufe des Tages nicht automatisch durch kalorienärmeres Essen ausgeglichen. Da der Kaloriengehalt nicht die Nahrungsaufnahme bestimmt, ist ein kalorienarmes Frühstück also besser für die Figur.
- Bewegen Sie sich. Studien zeigten, dass Personen, die versuchten, mit Diät plus Sport abzunehmen, etwa 20 Prozent mehr an Gewicht verloren und es auch besser halten konnten als Menschen, die nur eine Diät machten.
- Denken Sie nicht daran, was Sie alles nicht essen dürfen, stellen Sie sich besser die Vorteile eines neuen Essverhaltens vor: Ich werde weniger wiegen, mich wohler in meiner Haut fühlen, ich werde wieder in meine Lieblingshose passen, meine Gelenke werden weniger schmerzen.
- Es gibt viele köstliche Gemüsearten, die es jetzt zu versuchen gilt. Haben Sie schon einmal Petersilienwurzel, Topinambur oder Teltower Rübchen versucht? Oder wann kam zum letzten Mal Brokkoli, Karotten, Blumenkohl, Porree, Mangold, Kürbis oder Paprika auf den Tisch? Und Fenchelgemüse schmeckt besser als Fencheltee! Die Abwechslung hilft und bringt neue Geschmacksrichtungen auf den Teller. Das Internet ist voller Rezeptideen!

> **!**
>
> Bewegung lässt die Pfunde schneller purzeln – und hält sie auch vom Leib.

- Kochen Sie im Wok. Ein Wok bündelt auf einer kleinen Bodenfläche die Hitze und leitet sie gemäßigt an die ausladenden Wände weiter. Aufgrund der hohen Temperaturen im Zentrum ist die Garzeit sehr kurz. Daher bleiben Mineralstoffe und Vitamine erhalten und man kommt mit einem Minimum an Fett oder Öl aus.
- Reicht die Zeit zum Kochen nicht? Einige Gemüsesorten kann man roh essen, z. B. Paprika, Möhren, Kohlrabi.
- Vermeiden Sie große Fleisch- und Wurstportionen, die den Arachidonsäurespiegel erhöhen und Schmerzen verursachen. Kohlenhydrate aus pflanzlichen Lebensmitteln machen im Gegensatz zu Fett nicht dick und liefern keine Arachidonsäure.
- Decken Sie Ihren Eiweißbedarf möglichst über pflanzliche Nahrungsmittel, fettarme Milchprodukte und Fisch. Butter und Schmalz sind nicht nur kalorienreich, sie fördern den Rheumaschmerz und sollten daher die Rote Karte bekommen.

!

Zeigen Sie Butter und Schmalz die Rote Karte.

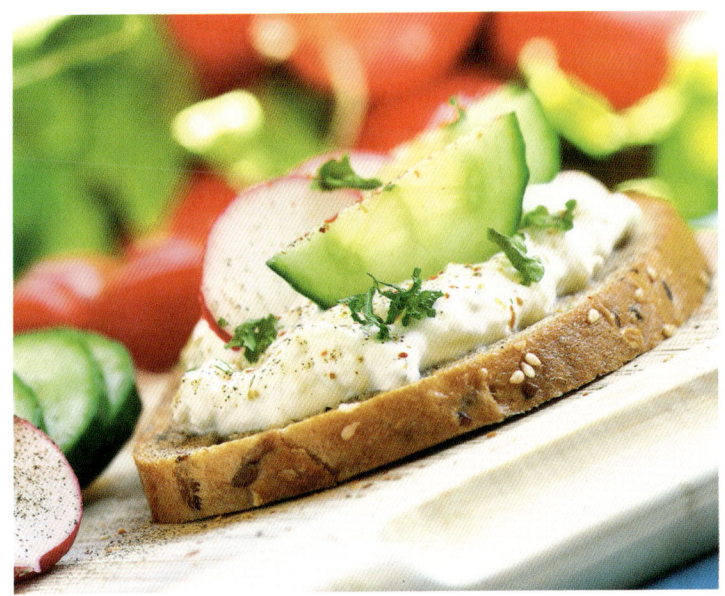

Ein Vollkornbrot mit fettarmem Quark und frischem Gemüse macht satt und hat wenig Kalorien.

Fasten hilft, aber nicht auf Dauer

Fasten scheint bei Rheuma zu helfen: Patienten berichteten z. B. von einem Rückgang der Schwellungen in den Gelenken sowie einer Verminderung von Schmerzen und Morgensteifigkeit der Gelenke. Auch Verbesserungen der Griffstärke und des Allgemeinbefindens wurden beobachtet, ebenso die Besserung verschiedener Blutwerte durch den Abfall der Arachidonsäure. Eine Studie konnte diese Beobachtungen belegen.

Die Besserung durch das Fasten geht wohl auf die gesteigerte Bildung des natürlichen Stresshormons Kortison im Hungerzustand zurück. Hat man Hunger, so ist die Kortisonbildung des Körpers um das Zehnfache gesteigert. Das Hormon hemmt wirksam die Entzündungsstoffe: Deren Bildung reduziert sich im Hungerzustand binnen 2 Tagen auf die Hälfte. Außerdem wird während des Fastens keine Arachidonsäure zugeführt.

Allerdings hält die Symptomverbesserung nach Beendigung der Fastenzeit nicht automatisch an. Im Rahmen einer klinischen Studie wurde jedoch gezeigt, dass sie erhalten bleibt, wenn man im Anschluss an das Fasten eine vegetarische Kost einhält.

> **!**
>
> Fasten Sie nicht länger als zwei bis drei Tage.

Fastentage einlegen

Ideal für Sie als Rheuma-Patient ist eine drei- bis viertägige Nulldiät. Dabei nehmen Sie keine feste Nahrung zu sich und trinken über den Tag verteilt 2 bis 3 Liter Flüssigkeit in Form von Mineralwasser, Kräutertee, Gemüsebrühe und verdünnten Gemüsesäften. Danach sollten Sie Ihre Nahrungsmenge nur allmählich wieder steigern, um Ihren Organismus nicht zu sehr zu belasten.

Fazit: Essen für ein Leben ohne Schmerzen

Als Rheuma-Patient sollten Sie bei der Ernährung Folgendes beachten:

- **Wenig Fleisch und Wurst** Tierisches Fett ist in der Regel reich an Arachidonsäure. Wenn, dann nur fettarme Sorten verzehren und am besten in Bio-Qualität, die mehr Omega-3-Fettsäuren enthält als konventionelle Ware.
- **Tierische Fette reduzieren** Butter und Schmalz sind definitiv ungeeignet – wählen Sie fürs Kochen pflanzliche Fette aus, die reich an Vitamin E und Omega-3-Fettsäuren sind, für Salate am besten Lein-, Leindotter-, Walnuss- oder Rapsöl.
- **Wenig Eigelb** Der Eidotter liefert viel Arachidonsäure – zwei Eier pro Woche sollten genug sein, ansonsten auf Ei-Ersatzprodukte ausweichen, die man im Handel erhält. Auch bei Nudeln zu Produkten ohne Ei greifen. Italienische Nudeln sind in der Regel eifrei, ebenso Hartgrießnudeln.
- **Mehr Fisch** Essen Sie zwei bis drei Fischmahlzeiten pro Woche, am besten Lachs, Makrele und Hering. Sie enthalten besonders viel Omega-3-Fettsäuren.
- **Hauptsächlich pflanzliche Lebensmittel** Obst, Gemüse und Salat sollten im Mittelpunkt Ihrer Ernährung stehen. Kalziumreiche Gemüsesorten wie Brokkoli, Spinat und Grünkohl sowie Nüsse und Samen sind besonders zu empfehlen. Frisches Obst wie Orangen im Winter, Erdbeeren im Sommer und Kiwis liefern reichlich Vitamin C.
- **Gewürze statt Salz** Würzen Sie Ihre Speisen mit diversen Kräutern und Gewürzen statt mit Salz. So weiß man von Chili, Kurkuma, Zimt, Ingwer und allen grünen Kräutern, dass sie nachweislich gegen Entzündungen und Schmerzen wirken. Vorbeugend gegen Arteriosklerose, Rheuma und Entzündungen wirken auch Bärlauch, Bohnenkraut, Borretsch, Cayenne-

pfeffer, Fenchel, Gewürznelken, Johanniskraut, Kresse, Kerbel, Knoblauch, Lavendel, Majoran, Meerrettich, Oregano, Petersilie, Pfeffer, Piment, Rosmarin, Salbei, Schafgarbe, Schwarzkümmel, Sellerie, Spitzwegerich, Thymian, Wacholder und Zwiebeln.

- **Vollkornprodukte und Hülsenfrüchte**   Sie liefern reichlich Ballaststoffe; essen Sie am besten Müsli mit Haferflocken zum Frühstück.
- **Wenig Alkohol**   Alkoholisches sollten Sie am besten weiträumig umschiffen: Es kann die Entzündung verstärken und den Knochenabbau fördern.
- **Fettarme Milchprodukte**   Sie sind ideal, um den Kalziumbedarf zu decken: Joghurt und fettarmer Käse mit maximal 45 % Fett i. Tr. sind empfehlenswert. Es gibt nahezu fettfreie Magerjoghurts und -milch, mehr als 1,5 Prozent Fettgehalt sollten es nicht sein. Magerquark eignet sich als Ersatz für Streichfett. Zum Decken des Kalziumbedarfs ist er jedoch ungeeignet, da er zu wenig von dem Mineralstoff enthält.
- **Soja und Tofu**   Gerichte mit Soja und Tofu sind ein idealer Fleischersatz und können zwei- bis dreimal pro Woche den Speisezettel ergänzen.
- **Schonend zubereiten** Achten Sie auf eine nährstoffschonende Zubereitung und wärmen Sie Speisen möglichst nicht auf; besser frisch gekocht in kleinen Portionen einfrieren.

!

Gehen Sie im Frühling und Sommer viel an die frische Luft, um genügend Vitamin D zu bilden und Osteoporose vorzubeugen.

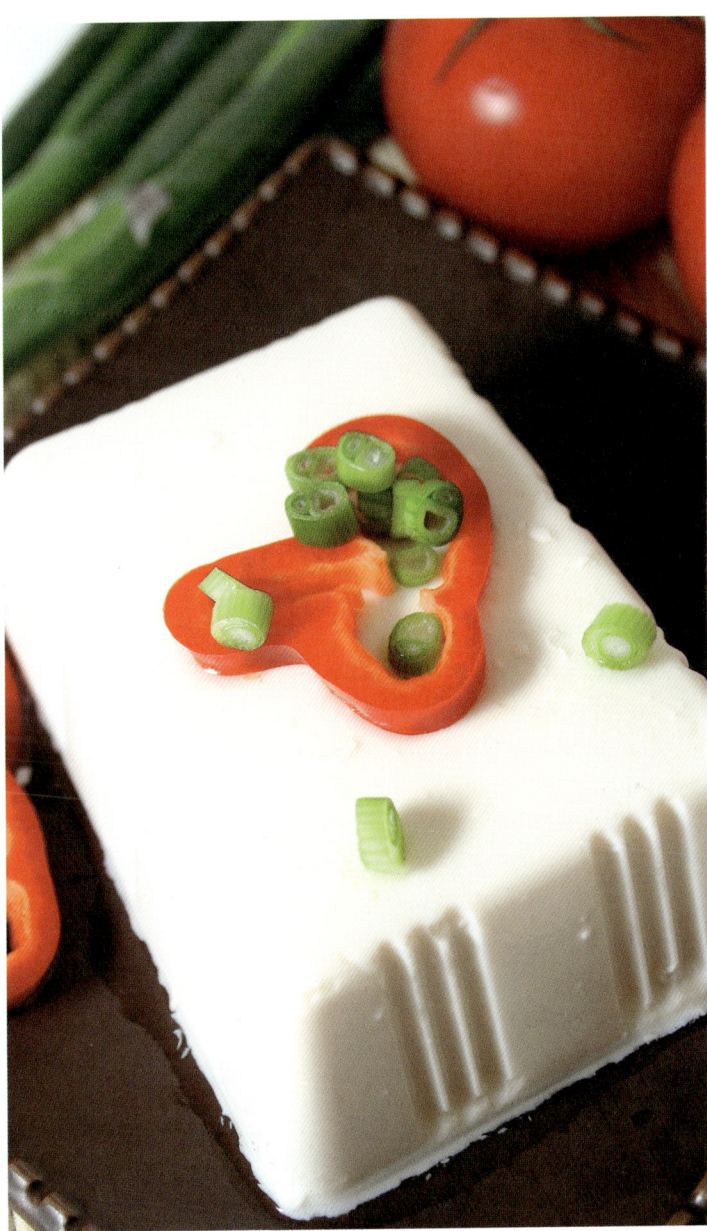

Gerichte mit Soja und Tofu sind ein idealer Fleischersatz.

Empfehlenswerte und nicht empfehlenswerte Lebensmittel,
verändert nach Prof. Olaf Adam

LEBENSMITTEL	EMPFEHLENSWERT	BESSER NICHT ODER SO WENIG WIE MÖGLICH
Gemüse	Alle Arten, am besten in Bio-Qualität und frisch, ersatzweise Gefrierprodukte, außerdem Keimlinge, frische Küchenkräuter	Konserven und Gemüse in fettreichen Soßen und Zubereitungen, frittiertes Gemüse
Hülsenfrüchte	Alle Arten wie Erbsen, Grüne Bohnen, Linsen, Kichererbsen, Sojabohnen	
Früchte	So frisch wie möglich und in Bio-Qualität, zur Not Gefrierprodukte	Konserven, gefrorene Früchte mit Zuckerzusatz (Zutatenliste beachten)
Kartoffeln	Am besten als Pellkartoffeln; sofern gute Qualität und Bio auch mit Schale genießbar	Pommes frites, Schale dick entfernt, tierisches Fett bei Bratkartoffeln
Brot	Vollkornbrot	Brote mit Fettzusatz (Zutatenliste beachten)
Beilagen	Vollkornreis oder Parboiled Reis, eifreie Vollkornnudeln (eventuell gemischt mit konventionellen), Sojanudeln	Eierteigwaren
Kuchen und Gebäck	Fettarme Teige oder Quark-Öl-Teig mit linolensäurereichem Öl und Ei-Ersatz	Buttercreme- und Sahnetorten
Nüsse, Samen und Kerne	Wal-, Hasel- und Erdnüsse, Mandeln, Sonnenblumenkerne, Sesamsaat	
Getränke	Kalziumreiche Mineralwässer (am besten über 300 mg/l), verdünnte Fruchtsäfte, Schorlen, Gemüsesäfte	Zuckerhaltige Getränke, Alkohol

LEBENSMITTEL	EMPFEHLENSWERT	BESSER NICHT ODER SO WENIG WIE MÖGLICH
Milch- und Milchprodukte	Buttermilch, Trinkmolke, fettarme oder fettfreie Milch, Kefir und Joghurts, Käse mit maximal 45 % Fett i. Tr.	Sahne, fettreiche Milchprodukte und Käse mit mehr als 45 % Fett i. Tr.
Fette und Öle	Für Salate und andere nicht erhitzbare Lebensmittel: Lein-, Leindotter-, Raps-, Walnuss-, Soja-, Weizenkeimöl Bratöl zum Erhitzen, Margarine mit Alpha-Linolensäure	Butterschmalz, Speck und andere tierische Fette, Butter zum Kochen und Backen
Eier	Eiweiß, Ei-Ersatzstoffe	Mehr als 2 Eier pro Woche, eihaltige Produkte (z. B. Kuchen, Nudeln), Eidotter
Fisch	Am besten Kaltwasserfische wie Hering, Makrele, Lachs, Krusten- und Schalentiere, möglichst keine Zuchtware	Zubereitung mit viel und ungünstigen Fetten
Fleisch- und Wurstwaren	2 kleine Fleischmahlzeiten pro Woche, am besten in Bio-Qualität, Geflügel und Wild	Alle Wurstsorten und Schinken, Innereien

Wenn die Ernährungstherapie nach ein bis zwei Monaten die Entzündung vermindert hat, können Sie daran denken, Medikamente einzusparen. Sie sollten sich dann besser fühlen und der Arzt sollte eine Abnahme der klinischen und laborchemischen Entzündungszeichen feststellen.

Ohne Zustimmung des behandelnden Arztes sollten Sie eine wirksame Behandlung aber keinesfalls abbrechen, um eine Verschlimmerung des Krankheitsverlaufes zu verhindern. Die Entzündung muss vollständig unterdrückt werden, um die Gelenke vor Funktionseinbußen zu schützen.

!

Nach zwei Monaten Rheumadiät kann man meist die Kortisondosis verringern.

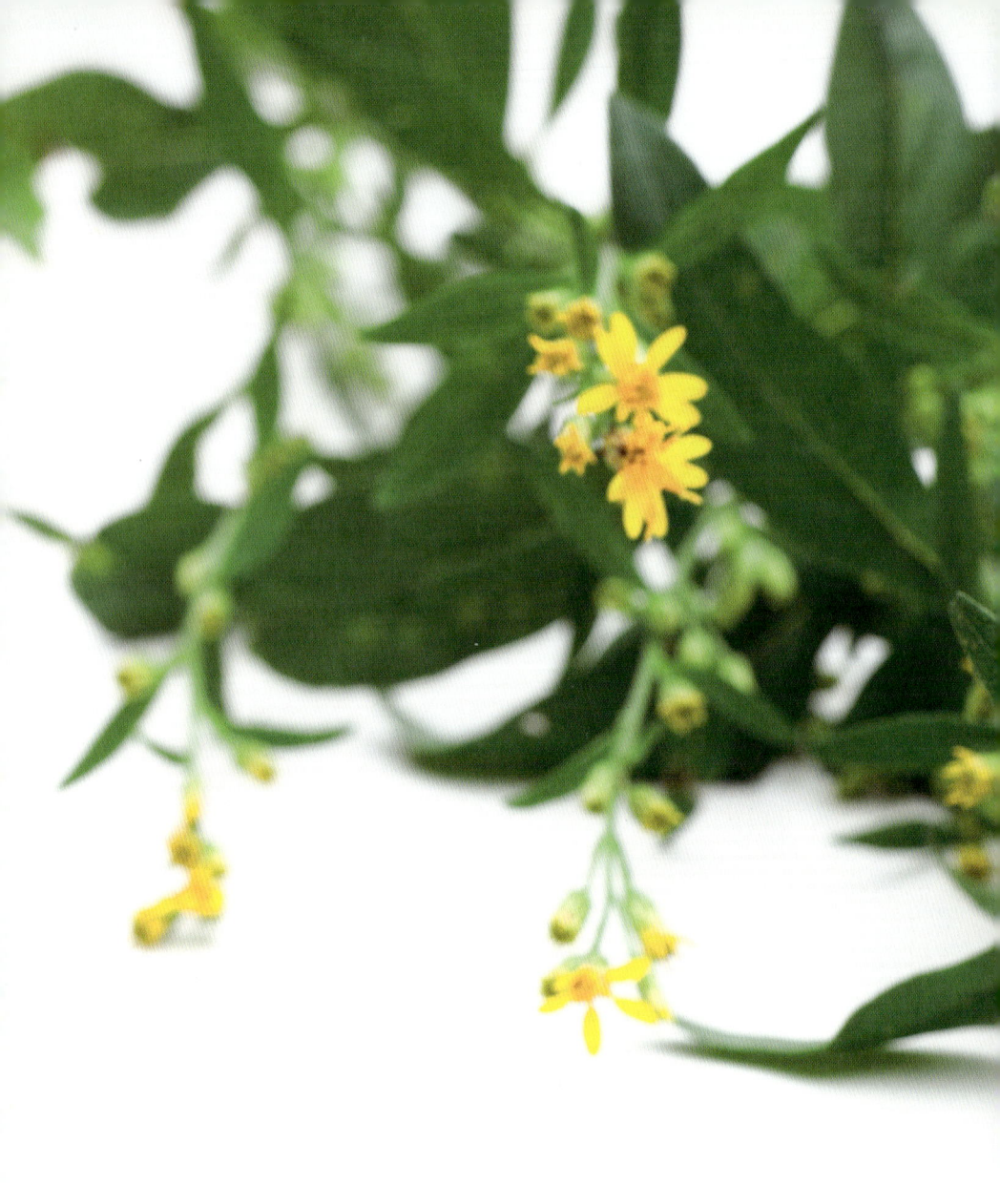

GEBALLTE PFLANZENKRAFT FÜR DIE GELENKE

Gegen die Schmerzen und Entzündungsreaktionen, die einem das Leben mit rheumatoider Arthritis schwer machen, ist eine Fülle von Heilkräutern gewachsen. Von vielen weiß man, dass sie die Beschwerden tatsächlich lindern können. Es lohnt sich, diese sanften Helfer aus der Natur einmal auszuprobieren. Besonders ans Herz legen möchte ich Ihnen die Pflanzen aus dem Regenwald.

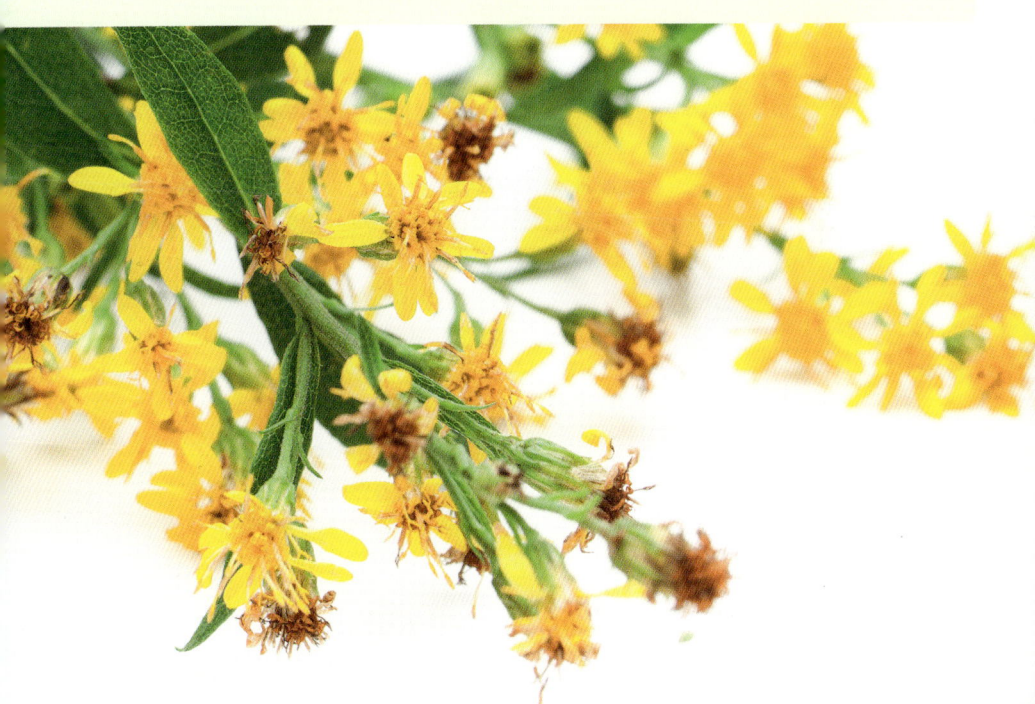

!

Ein verständnisvoller Arzt sollte die Versuche mit Heilkräutern begleiten.

Die Behandlung mit Heilkräutern nennt man Phytotherapie, sie zählt zu den Naturheilverfahren. Leider ist sie oft nicht besonders intensiv erforscht und man muss selber ausprobieren, ob sie hilft. Als ergänzende Therapie kann sie innerlich angewendet oder äußerlich auf die Haut aufgetragen lindernde Wirkungen haben.

Es ist wichtig, stets darauf zu achten, geprüfte und standardisierte Präparate in DAB-Qualität (in der Regel aus der Apotheke) zu verwenden. Sie enthalten eine genau eingestellte Menge wirksamer Inhaltsstoffe. Die gesundheitsschädlichen Inhaltsstoffe aus Pflanzen wurden aus diesen standardisierten Zubereitungen entfernt oder in ihrem Gehalt gesenkt. Dadurch verringert sich die Gefahr von Vergiftungen und Allergien.

Die Behandlung mit Heilkräutern bei Rheuma hat weniger Nebenwirkungen als die medikamentöse Therapie und kann helfen, die Anwendungshäufigkeit und die Dosis der benötigten chemisch-synthetischen Medikamente zu reduzieren. Dies gilt insbesondere, wenn sie rechtzeitig angewandt wird.

Sowohl bei alleiniger als auch unterstützender Einnahme von Heilkräutern verfolgt man folgende Ziele:

- die Lebensqualität der Betroffenen zu verbessern,
- normale Abläufe des täglichen Lebens zu erleichtern,
- die Arbeitsfähigkeit zu erhalten,
- bleibende Funktionsbeeinträchtigungen zu verhindern,
- das Fortschreiten der Erkrankung, insbesondere die anfangs leichten Entzündungen, aufzuhalten und
- von Schmerzen zu befreien bzw. diese zu lindern.

!

Es dauert rund drei Wochen, bis die Kräuter ihre Heilwirkung entfalten.

Die Heilkräuter zur Einnahme sollten als wässrig-alkoholische Auszüge, das heißt Tinkturen oder Trockenextrakte in Form von Tabletten oder Dragees vorliegen. Man muss die Heilkräuter allerdings etwa 3 Wochen einnehmen, bevor mit einer Wirkung zu rechnen ist. Wenn Sie unter starken Schmerzen leiden, sind in dieser Zeit chemisch-synthetische Antirheumatika die bessere Alternative.

Antirheumatika, die auf die Haut aufgetragen werden, wirken hingegen schnell und stehen in ihrer Wirkung den chemisch-synthetischen Präparaten in nichts nach. Damit die Inhaltsstoffe an ihren Wirkungsort gelangen, sind in der Regel Emulsionssalben gut geeignet. Öle sollten unverdünnt und nicht auf verletzte Haut aufgetragen werden.

Salben und Öle richtig aufbewahren
- Öle müssen kühl, gut verschlossen und dunkel aufbewahrt werden, das bedeutet, sie dürfen nur in braunen Glasfläschchen und nicht bei Temperaturen über 20 °C gelagert werden. Ansonsten verändern sich die Inhaltsstoffe möglicherweise und können dann Allergien hervorrufen.
- Salben sollten im Kühlschrank aufbewahrt werden, da sie gekühlt eine bessere Wirkung entfalten. Noch kühler, also im Gefrierfach, sollte man sie nicht lagern, sonst trennen sich die Inhaltsstoffe in zwei Teile: eine wässrige und eine ölige Phase.

Heilkräuter aus verschiedenen Regionen

Heilkräuter bzw. die aus ihnen gewonnenen flüchtigen Öle wirken gegen die Entzündung (antiphlogistisch), durchblutungsfördernd und schmerzstillend. Die entzündungshemmende Wirkung kommt auch infolge der Einwirkung auf den Arachidonsäurestoffwechsel zustande.

Bei rheumatoider Arthritis zeigen Weidenrinde, Brennnesselkraut und -blätter sowie das standardisierte Gummiharz des afrikanischen Weihrauchs die besten Ergebnisse. Am besten kombiniert man die Einnahme von Heilkräutern mit einer Anwendung als Salbe oder Creme. Auf der folgenden Seite finden Sie eine Übersicht über die wichtigsten antirheumatischen Heilpflanzen.

!

Verwenden Sie Heilkräuter kombiniert innerlich und äußerlich.

HEILKRAUT	ANWENDUNG BEI	BEMERKUNGEN
Arnikablüten (Arnicae flos)	Rheumatoide Arthritis	Wirken schmerzlindernd und entzündungshemmend.
Beinwellwurzel (Symphyti radix)	Rheumatoide Arthritis	Wirkt entzündungshemmend.
Birkenblätter (Betulae folium)	Rheumatoide Arthritis	Frischpflanzensäfte fördern die Ausscheidung über die Nieren und verbessern den Stoffwechsel im Bindegewebe.
Brennnesselkraut/ -blätter (Urtica herba/folium)	Rheumatoide Arthritis und Arthrosen	Wirkt entzündungshemmend. Standardisierte Trockenextrakte und Frischpflanzensäfte garantieren die nötige Wirkstoffmenge, fördern die Ausscheidung über die Nieren und verbessern den Stoffwechsel im Bindegewebe.
Cayennepfefferfrüchte (Capsici fructus acer)	Weichteilrheumatismus, rheumatoide Arthritis und Arthrosen	Hautcremes mit dem Wirkstoff zählen zu den wirksamsten pflanzlichen Antirheumatika und wirken durchblutungsfördernd.
Goldrutenkraut (Solidaginis virgaureae herba)	Rheumatoide Arthritis	Antientzündliche Wirkung. Fördert die Ausscheidung über die Nieren und verbessert den Stoffwechsel im Bindegewebe.
Guajakholz (Guajaci lignum)	Rheumatoide Arthritis	Wirkt entzündungshemmend.
Pappelrinde/-blätter (Populi cortex/folium)	Rheumatoide Arthritis	Wirkt schmerzlindernd und entzündungshemmend.
Weidenrinde (Salicis cortex)	Rheumatoide Arthritis	Wirkt schmerzlindernd und antientzündlich.
Gummiharz des Afrikanischen Weihrauchs (Boswellia carterii & serrata)	Rheumatoide Arthritis	Wirkt relativ zuverlässig antientzündlich.

Zur inneren Anwendung

Birkenblätter

Von der Birke, die volkstümlich auch als Besen-, Frühlings- oder Maibaum bezeichnet wird, verwendet man bei rheumatischen Beschwerden die getrockneten Laubblätter.

Als Tagesmenge werden 2 bis 3 Gramm Birkenblätter empfohlen. Insgesamt sollten darin mindestens 150 bis 200 Milligramm der heilenden Inhaltsstoffe (Gesamtflavonoidgehalt) enthalten sein, damit eine Wirkung möglich ist. Das Arzneibuch (DAB-Qualität) fordert einen Mindestgehalt von 1,5 Prozent Flavonoiden. Gut geeignet sind Frischpflanzenpresssäfte, sie enthalten bis zu 2 Prozent Flavonoide.

Teezubereitung Ein bis zwei Esslöffel mittelfein geschnittene Blätter mit einer Tasse kochendem Wasser übergießen, etwa 10 Minuten ziehen lassen, dann absieben. Davon mehrmals täglich eine Tasse warm trinken.

Es gibt auch Fertigarzneimittel zu kaufen. Eine Kombination mit anderen entsprechend wirksamen Heilkräutern wie Hauhechelwurzel und Brennnesselblättern sowie Weidenrinde ist durchaus hilfreich; sie sind ebenfalls als Fertigarzneimittel im Reformhaus oder der Apotheke erhältlich.

> **!**
> Birkenblätter = *lat.*
> Betulae folium

Brennnesselkraut und -blätter

Von der Brennnessel verwendet man das Kraut bzw. die Blätter, die entzündungshemmend wirken. Auszüge aus Brennnesselblättern enthalten verschiedene Varianten der sogenannten Kaffeesäurederivate, vor allem der Kaffeoyläpfelsäure. Diese Stoffe hemmen die Bildung und Freisetzung entzündungsfördernder Substanzen wie der Eikosanoide. Diese unheilvollen Substanzen, die man Zytokine nennt, dringen im Rahmen einer entzündlichen Reaktion ins Gewebe ein. Die Folge: ein schmerzhaft entzündetes Gelenk.

> **!**
> Brennnessel = *lat.*
> Urtica herba/folium

Die Säure aus den Brennnesselblättern hemmt nicht nur das Eindringen der entzündungsfördernden Substanzen in das Gewebe, sondern auch deren Aktivität. Es gibt leider keine Studien, die zeigen, ob bereits ein Tee aus Brennnesselblättern ausreicht oder ob man hoch konzentrierte Auszüge in Tablettenform einnehmen muss. Sie müssen also selbst austesten, ob Ihnen ein Brennnesseltee bereits genügt. Dafür werden als Tagesmenge 8 bis 12 Gramm des Krauts empfohlen.

Auch Frischpflanzenpresssäfte sind gut geeignet, da sie einen hohen Gehalt an wirksamen Substanzen enthalten. Davon sollte man dreimal täglich einen Esslöffel einnehmen. Diese Heilpflanzensäfte gibt es in der Apotheke oder im Reformhaus fertig zu kaufen, ebenso Hartkapseln mit 145 oder 335 Milligramm standardisiertem Trockenextrakt. Bei ausreichender Wirkstoffkonzentration können Sie durchaus mit einer Schmerzlinderung, einem geringeren Druckschmerz und einer Reduzierung der Gelenksteifigkeit rechnen.

Teezubereitung Einen gehäuften Teelöffel (ca. 1 Gramm) fein geschnittene Brennnesselblätter mit einer Tasse kochendem Wasser übergießen, 20 Minuten ziehen lassen, dann absieben. Von diesem Tee mehrmals täglich eine Tasse heiß trinken. Da Brennnesselkraut harntreibend wirkt und es dadurch zu einem Kaliumverlust kommen kann, sollten Sie die Brennnesselkur höchstens 3 Wochen durchführen. Während dieses Anwendungszeitraums sollten Sie 2 Liter Flüssigkeit über den Tag verteilt trinken.

Eine Kombination mit anderen Heilkräutern wie Birkenblättern, Schachtelhalmkraut und Wacholderbeeren ist sinnvoll, ebenso mit anderen durchblutungsfördernden Heilkräutern wie Kampfer oder Arnikablüten.

Goldrutenkraut

Goldrutenkraut wirkt entzündungshemmend, krampflösend und schmerzlindernd. Man nutzt das blühende Kraut.

Als Tagesmenge werden 6 bis 12 Gramm der Echten Goldrute empfohlen. Darin sollten 80 bis 100 Milligramm Flavonoide enthalten sein. 6 Gramm Goldrute entspricht in etwa 2 gehäuften Teelöffeln. In der Apotheke und im Reformhaus gibt es fertige Kapseln und Filmtabletten. Aufpassen muss man, dass der Stängelanteil des Krauts unter 20 Prozent liegt, da sich die heilenden Wirkstoffe in Blättern und Blüten befinden.

Teezubereitung   2 Teelöffel fein geschnittenes Echtes Goldrutenkraut mit einer Tasse heißem Wasser übergießen, 10 Minuten ziehen lassen, dann absieben. Von diesem Tee mehrmals täglich eine Tasse trinken. Eine Kombination mit anderen antientzündlichen Heilkräutern wie Birkenblättern oder Brennnesselkraut ist sinnvoll; es gibt auch entsprechende Fertigarzneien.

> **!**
> Verwenden Sie Solidago virgaurea, das Echte Goldrutenkraut.

Guajakholz

Das Guajakholz stammt von den indigenen Völkern Amerikas und wurde bereits Anfang des 16. Jahrhunderts in Spanien eingeführt.

Als Tagesmenge werden 4,5 Gramm empfohlen. Es gibt fertige Tabletten und Tropfen in der Apotheke und im Reformhaus. In einer Studie besserten sich die Beschwerden bei über 70 Prozent der Patienten erheblich.

Teezubereitung   2 Teelöffel fein geschnittenes Guajakholz mit einer Tasse kochendem Wasser übergießen, 10 Minuten ziehen lassen, dann absieben. Von diesem Tee mehrmals täglich eine Tasse heiß trinken.

> **!**
> Guajakholz = lat. Guajaci lignum

Pappelrinde

Pappeln gehören zur Familie der Weidengewächse (Salicaceae). Aufgrund der in Blättern, Knospen, Zweigen und Rinde enthaltenen Polyphenole werden Extrakte zur Behandlung von Gelenkschwellungen verwendet.

Als Tagesmenge werden 4 bis 8 Gramm der Heilpflanze emp-

> **!**
> Pappelrinde = lat. Populi cortex, Pappelblätter = lat. Populi folium

fohlen, entsprechend zwei- bis dreimal täglich 130 Milligramm
der Wirkstoffe. Fertigarzneimittel erhält man leider nicht bzw.
nur als Bestandteil von Kombinationspräparaten. Vor allem die
Pappelrinde enthält eine Vorstufe der Salizylsäure, die erst in der
Leber zum eigentlichen Schmerzmittel wird. Damit sind geringere Nebenwirkungen und eine bessere Magenverträglichkeit verbunden als bei direkter Einnahme der Salizylsäure, die man als
Medikament erhält.

Teezubereitung   2 Teelöffel der fein geschnittenen Pflanze mit
einer Tasse kochendem Wasser übergießen, 10 Minuten ziehen
lassen, dann absieben. Von diesem Tee mehrmals täglich eine
Tasse trinken.

Kombinationen mit anderen antientzündlichen Heilkräutern
wie Eschenrinde oder Goldrutenkraut sind sinnvoll und es gibt
auch eine fertige Tinktur damit zu kaufen.

Bitte beachten bei Pappel- und Weidenrinde

Pappel- und Weidenrinde enthalten eine magenfreundliche Vorstufe
der schmerzlindernden Azetylsalizylsäure. Seien Sie trotzdem
vorsichtig, wenn Sie eine Überempfindlichkeit gegen Salizylsäure
haben, vor allem bei Blutungsneigung und Asthma bronchiale. Einen
Versuch können Sie trotzdem wagen, aber sprechen Sie vorher mit
Ihrem Arzt darüber.

Weidenrinde

!

Weidenrinde = *lat.*
Salicis cortex

Auch Weidenrinde enthält die Vorstufe der Salizylsäure, das Salizin. Dabei handelt es sich um eine inaktive Vorstufe der Azetylsalizylsäure, die erst im Darm und in der Leber zum eigentlichen
Schmerzmittel wird; damit sind geringere Nebenwirkungen und
eine bessere Magenverträglichkeit verbunden. Genau diese Salizylsäure aus Weidenrinde diente als Vorlage für die künstlich hergestellte Azetylsalizylsäure (ASS), die zur Gruppe der nichtsteroi-

dalen Antirheumatika (NSAR) gehört. In Studien waren die Weidenrinden-Präparate gut verträglich und wirkten ähnlich wie die chemisch-synthetischen Arzneimittel.

Zusätzlich findet man in der Weidenrinde Gerbstoffe, Pflanzensäuren und die gesundheitsfördernden Flavonoide. Der Weidenrinden-Extrakt hemmt bestimmte entzündungsfördernde Substanzen, wodurch Entzündungen und Schmerzen gelindert werden.

Man verwendet am besten die möglichst im Frühjahr gesammelte, ganze oder geschnittene, getrocknete Rinde junger Zweige oder die im Erntejahr entwickelten jungen Triebe der Weidenrinde. Im Handel finden Sie vor allem die Rinden von Salix purpurea und Salix daphnoides, die bis zu 11 Prozent Gesamtsalizin enthalten, wenn sie aus Weidenkulturen stammen. Achten Sie darauf, dass ein Kadmiumgehalt von 0,5 ppm nicht überschritten wird.

Zu den Hauptwirkungen der Weidenrinden-Extrakte gehört die entzündungshemmende Wirkung. Dafür ist eine tägliche Menge von 60 bis 120 Milligramm Salizin erforderlich. Es wird auch gut aufgenommen. Da bei einer Teezubereitung die Inhaltsstoffe nicht zu 100 Prozent in das Getränk übergehen, sind dafür etwa 8 bis 15 Gramm Weidenrinde erforderlich, die mindestens 1,5 Prozent Gesamtsalizin enthalten müssen. Am sichersten erhält man dies über Fertigarzneien wie Dragees, Tabletten oder Kapseln, die man in Apotheken oder Reformhäusern bekommt.

Teezubereitung Einen Teelöffel fein geschnittene Weidenrinde mit einer Tasse (250 Milliliter) kochendem Wasser übergießen, 10 Minuten ziehen lassen, dann absieben. Von diesem Tee mehrmals täglich eine Tasse heiß trinken.

Der Geschmack des Tees ist jedoch sehr gewöhnungsbedürftig. Sollte er Ihnen zu unangenehm sein, können Sie auf die Fertigpräparate aus Weidenrinde gegen rheumatische Beschwerden und Muskelschmerzen ausweichen.

Gummiharz des Indischen und Afrikanischen Weihrauchs

Weihrauch gehörte zu den Geschenken der drei Weisen aus dem Morgenland: Neben Myrrhe und Gold hatten sie für das neugeborene Jesuskind auch das Gummiharz des Weihrauchbaums dabei. Seine Heilwirkung ist in der Tat kostbar, denn das aus dem Stamm gewonnene Harz enthält entzündungshemmende Boswelliasäuren. Eine ältere Untersuchung mit Indischem Weihrauch ergab einen deutlichen Rückgang der Schmerzen, Schwellungen und Gelenksteifigkeit. Während Weihrauchextrakt in Indien als Arzneimittel zugelassen ist und schon seit Jahrtausenden z. B. in der ayurvedischen Medizin genutzt wird, findet man ihn in deutschen und anderen europäischen Apotheken kaum. Da inzwischen auch einige deutsche Studien zum Wirkmechanismus des Weihrauchs vorliegen, könnte sich das allerdings bald ändern.

Studienergebnisse   „Boswelliasäuren interagieren mit verschiedenen Eiweißen, die an entzündlichen Reaktionen beteiligt sind", so Prof. Oliver Werz von der Friedrich-Schiller-Universität Jena. Sie reagieren etwa mit einem Enzym, das für einen Entzündungsstoff verantwortlich ist, der aus dem Arachidonsäure-Stoffwechsel bekannt ist: Prostaglandin E2. Es spielt bei der Entstehung von Fieber und Schmerzen eine entscheidende Rolle. Boswelliasäuren hemmen dieses Enzym sehr wirkungsvoll und verringern so die Entzündungsreaktion inklusive der Eikosanoidbildung. Damit kann es gezielt in der Therapie von Entzündungserkrankungen eingesetzt werden. Boswelliasäuren lassen auch weniger Nebenwirkungen erwarten als heute gängige Entzündungshemmer, die weniger spezifisch wirken. Letztere können auch bei längerer Anwendung das Risiko für Magengeschwüre erhöhen und die Nierenfunktion beeinträchtigen.

Im Rahmen einer Studie verglichen Jenaer Pharmazeuten 2012 das Harz verschiedener Weihraucharten, von denen es weltweit mehr als zehn verschiedene gibt. Sie konnten zeigen, dass

!

Weihrauch = *lat.* Boswellia serrata & carterii

!

Boswelliasäuren sind effektive Entzündungshemmer, haben aber weniger Nebenwirkungen als entsprechende Medikamente.

das Harz von Boswellia papyrifera aus Afrika um den Faktor 10 wirksamer ist als das bekannteste und verbreitetste aus Nord- und Zentralindien: Boswellia serrata. Die wirksamere Art kommt vorwiegend im Nordosten Afrikas und auf der arabischen Halbinsel vor. Künstlich herstellen lassen sich die Boswelliasäuren nur schwer, sodass die Bäume als einzige Quelle für den Wirkstoff infrage kommen. Leider sind sie stark vom Aussterben bedroht, da sie vielerorts als Brennmaterial verwendet werden.

Als Tagesdosis werden für Erwachsene ein- bis dreimal täglich 400 Milligramm standardisierter Weihrauch-Trockenextrakt, entsprechend täglich 30 bis 40 Tropfen eines Flüssigextraktes, bei starken Schmerzen bis zu dreimal täglich 60 Tropfen, empfohlen. Bei Kindern werden unter Berücksichtigung des Alkoholgehaltes von 45 Vol.-% ab 4 Jahren dreimal täglich 15 bis 20 Tropfen angeraten.

> **!**
>
> Am allerwirksamsten ist Boswellia papyrifera.

Bitte beachten

Bei einer bekannten Überempfindlichkeit gegenüber Salizylsäure sollten Sie vorsichtig sein und vor der Einnahme mit Ihrem Arzt sprechen. Magen- und Darmbeschwerden sind bei wenigen Patienten möglich.

Das Weihrauchpräparat H15 Ayurmedica wurde von der Gesundheitsbehörde in Baden-Württemberg untersucht und es wurden keine Mängel festgestellt. H15 Ayurmedica ist in der Schweiz rezeptfrei erhältlich; in Deutschland können die boscari® Weihrauchkapseln nach Dr. Fernando im Internet (www.olibanum-bv.com) oder in Apotheken (PZN-Nr. 9198328) bestellt werden.

Auch Kombinationen mit Extrakten von Pappelrinde und -blättern, Goldrutenkraut und Eschenrinde sind sinnvoll und wissenschaftlich vertretbar.

Afrikanische Teufelskralle

Afrikanische
Teufelskralle = *lat.*
Harpagophytum
procumbens

Ebenfalls aus den Savannen und Steppen Namibias und Südafrikas kennt man die Teufelskralle. Die Kultivierung außerhalb Afrikas hat sich als sehr schwierig erwiesen. In ihrer Heimat ist sie aufgrund der gestiegenen Nachfrage vom Aussterben bedroht.

Verwendet werden die zerkleinerten und getrockneten Sekundärwurzeln, die entzündungshemmende und abschwellend wirkende Iridoidglykoside enthalten. Diese Bitterstoffe verringern die Schmerzen, verbessern die Beweglichkeit und sollen sogar den Gelenkknorpel schützen. Möglicherweise helfen die Teufelskrallen-Dragees künstliche Schmerzmittel zu reduzieren. Für die Wirkung ist das sogenannte Harpagosid zumindest mitverantwortlich, das ebenfalls zur Gruppe der Iridoidglykoside gehört. Es sind jedoch noch nicht alle Wirkstoffe der Pflanze erforscht. Ebenso weiß man nicht, in welcher Anwendungsform die Teufelskralle am besten wirkt.

Die Wirkung von
Teufelskralle-
Präparaten tritt
erst nach ca.
4 Monaten ein.

Der Tee schmeckt ziemlich bitter, daher sind hoch dosierte Extrakte in Form von Tabletten oder Kapseln aus der Apotheke besser geeignet. Man muss auch Geduld haben, da es mindestens 3 bis 4 Monate dauert, bis sich die Wirkung des Extraktes voll entfaltet. Deshalb eignen sich die Präparate aus der Teufelskralle auch nicht für akute, starke Schmerzen.

Sie erhalten die Präparate über das Internet (www.medicom.de) oder in der Apotheke (PZN 08846558).

Zum Auftragen auf die Haut

Arnikablüten

Arnikablüten = *lat.*
Arnicae flos

Arnika wird auch als Johannisblume, Engelkraut oder Wundkraut bezeichnet. Man verwendet die ganzen Blütenstände (Blütenkörbchen) oder die ausgezupften Blütenblättchen. Die Wirkstoffe der Arnika sind entzündungshemmend und durchblutungsfördernd.

Einreibungen Salben sollten 10 bis 20 Prozent, jedoch maximal 25 Prozent Arnikatinktur (nach DAB) enthalten. Dies entspricht 5 bis 10, maximal 15 Prozent öligem Auszug. Bei Verwendung der Tinktur wird diese drei- bis zehnfach mit Wasser verdünnt.

Umschläge Auch für Umschläge wird die Tinktur drei- bis zehnfach mit Wasser verdünnt. Umschläge können ebenfalls mit einem Aufguss aus der Heilpflanze getränkt werden. Bei entzündlichen Gelenkveränderungen sind Umschläge aus Arnikatinktur und Kamillentee (1:10) oder besser noch mit Aluminiumacetat-Tartrat-Lösung nach Deutschem Arzneibuch (1:5) oder mit Retterspitz-Wasser (1:5) empfehlenswert. Zur Herstellung von Umschlägen übergießt man 2 Gramm Blüten mit 100 Milliliter kochendem Wasser, lässt das Ganze 10 Minuten ziehen und anschließend abkühlen. Mit diesem Extrakt getränkt legt man dann mehrmals am Tag Umschläge auf die betroffenen Partien.

Bitte beachten
Verwenden Sie keine unverdünnte Arnikatinktur auf der Haut. Behandelt man größere Hautbezirke auf diese Weise, so können Hautentzündungen mit Bläschenbildung auftreten. Auch auf verletzte Haut sollten Sie keine Arnikalösung aufbringen.

Kombinationspräparate mit Kamillenblüten, Zaubernussblättern und -rinde (Hamamelis) sowie ätherischen Ölen haben sich als sinnvoll erwiesen. Am besten verwenden Sie Salben, Cremes und Gele in Form von Fertigarzneimitteln, weil sie dann bereits ausreichend verdünnt sind.

Beim Vergleich eines Arnika-Gels mit einem chemisch-synthetischen Präparat wurden sowohl in der Schmerzreduktion als auch in der Intensität und Dauer der Morgensteifigkeit keine deutlich erkennbaren Unterschiede beobachtet.

!

Arnika-Gel ist so wirksam wie ein vergleichbares chemisches Präparat.

Brennnesselkraut

Brennnesselkraut wird nicht nur innerlich, sondern auch äußerlich als Tinktur/Spiritus (1 : 10) verwendet. Dazu reibt man 10 bis 20 Tropfen vorsichtig in die schmerzenden Gelenke ein.

Bewährte Einreibung gegen die Schmerzen bei Gelenkentzündung
- 70 g Brennnesseltinktur
- 25 g Arnikatinktur (entsprechend DAB)
- 5 g Kampfer (entsprechend DAB)

Mit dieser Mischung die schmerzenden Gelenke mehrmals täglich einreiben.

Cayennepfefferfrüchte

!

Cayennepfeffer = *lat.* Capsicum frutescens
lat. Capsici fructus acer

Der wichtigste Wirkstoff der Cayennepfefferfrüchte (Chilis) ist das Capsaicin. Eine Zubereitung aus den Früchten verstärkt dort, wo sie aufgetragen wird, die Durchblutung und reduziert die Schmerzen und die Entzündung. Sogar eine kortisonähnliche Wirkung sagt man den Früchten nach. Zur Wirksamkeit von Capsaicin bei rheumatischen Beschwerden gibt es zahlreiche Studien. Auf die Morgensteifigkeit wirkt es sich jedoch offensichtlich nicht aus.

Man verwendet die Cayennepfefferfrüchte in halbfesten Zubereitungen mit einem Gehalt von 0,02 bis 0,05 Prozent Capsaicinoiden, in flüssigen Zubereitungen beträgt der Capsaicinoidgehalt 0,005 bis 0,01 Prozent. **Pflaster** enthalten 10 bis 40 Milligramm Capsaicinoide/cm². Aufpassen muss man bei Pflastern mit Capsaicindosierungen von über 0,075 Prozent, die nicht länger als 2 Tage angewendet werden sollten. Will man die Behandlung damit wiederholen, sollte man der Haut zwischendurch 2 Wochen Pause gönnen. Dies gilt nicht bei Salben oder Cremes, die zwei- bis dreimal täglich dünn auf die Haut aufgetragen werden.

Die **Tinktur** (1:10 verdünnt) trägt man mehrmals täglich auf die Haut über den schmerzenden Gelenken auf und reibt sie ein.

Sinnvoll ist eine Kombination mit anderen pflanzlichen Antirheumatika wie Kampfer. Auch hier gibt es Fertigpräparate als Tinkturen und Schmerzpflaster.

> **!**
>
> Es gibt diverse Fertigarzneimittel als Salbe, Emulsion oder Pflaster.

Bitte beachten

Auf geschädigte Haut darf man Präparate mit Cayennepfefferfrüchten definitiv nicht aufbringen, ebenso wenig auf Schleimhäute und um die Augen herum. Wenn Sie auf Paprikazubereitungen empfindlich reagieren, sind sie nicht das Mittel der Wahl. Möchten Sie ein Pflaster länger als 2 Tage auf der Haut lassen, sollten Sie sich vorsichtshalber versichern, dass Ihre Haut es auch verträgt. Wärmeanwendungen sind während der Capsaicin-Anwendung nicht zu empfehlen.

Kampfer

Bei Kampfer handelt es sich um ein aromatisches Öl; es wird ursprünglich aus dem Harz des Kampferbaumes gewonnen. Kampfer wirkt bei Muskelschmerzen, Weichteilrheumatismus und entzündlich-rheumatischen Gelenkerkrankungen (Arthritiden) wie der rheumatoiden Arthritis durchblutungsfördernd.

> **!**
>
> Kampfer = *lat.* Camphora.

Kampfer wendet man in Konzentrationen von maximal 25 Prozent an, in halbfesten Zubereitungen zu 10 bis 20 Prozent, in Kampferspiritus zu 1 bis 20 Prozent. Als Liniment hat es eine salbenartige Konsistenz. Am geeignetsten ist der Kampferspiritus, den in 10-prozentiger Zubereitung auch Menschen mit empfindlicher Haut anwenden können.

Kampferspiritus Dieser wird nach Deutschem Arzneibuch (DAB) mit einem Kampfergehalt von 9,5 bis 10,5 Prozent hergestellt. Man reibt den Körper zweimal täglich damit ein, nachdem man ihn durch eine Bürstenmassage vorbereitet hat.

Es gibt auch Fertigarzneimittel, die man täglich auf die Haut über den betroffenen Gelenken aufträgt und einmassiert. Anschließend kann man die Stellen mit einem weichen, warmen Tuch abdecken. Auch eine Kombination mit pflanzlichen Entzündungshemmern wie Nelkenöl ist sinnvoll.

Bewährte Rezepte

Rheumabad

Je 25 ml Eukalyptus-, Wacholderbeer-, Rosmarin- und Wintergrünöl mischen, 10 ml davon in etwas Sahne verteilen und in 150 l Badewasser mit einer Temperatur von 36 bis 38 °C geben.
Dieses Bad empfiehlt Prof. Heinz Schilcher, Phytopharmakologe; es ist sehr angenehm und hilft bei Rheumabeschwerden. Allerdings ist es nicht geeignet, wenn gerade nichtentzündliche schmerzhafte Prozesse ablaufen oder Sie unter Bluthochdruck, Herzinsuffizienz oder an einer fieberhaften, infektiösen Erkrankung leiden.

Rheumacreme

Eine Mischung aus je 10 ml natürlichem Kampfer-, Eukalyptus- und gereinigtem Terpentinöl (Zutaten nach DAB) mit 70 ml Sonnenblumen- oder Erdnussöl mischen und mehrmals täglich in die betroffenen Hautbezirke einreiben. Diese heilsame Creme empfiehlt Prof. Schilcher im „Leitfaden Phytotherapie".

Heilpflanzen aus dem Regenwald

Andirobaöl

Der Andiroba-Baum gehört zur Familie der Mahagonigewächse und wird etwa 30 Meter hoch. Er wächst in den Regenwaldgebieten Brasiliens an den Ufern von Flüssen. Das Öl, das aus den Samen gewonnen wird, hat nicht nur wirtschaftliche Bedeutung, es dient auch medizinischen Zwecken. 7 Liter Öl kann man pro Baum und Jahr ernten.

Man schreibt dem Öl durchblutungsfördernde und schmerzlindernde Eigenschaften zu. Rinde und Blätter werden auch gegen Rheuma angewendet!

Sie erhalten Andirobaöl über das Internet.

> **!**
> Andiroba-Baum = *lat.* Carapa guianensis Aubl.

Brasilianischer Ginseng

Der Brasilianische Ginseng ist ein großer, tropischer Strauch, der zur Familie der Fuchsschwanzgewächse gehört. Man nennt ihn auch Suma, Pfaffia oder „Para toda" („Für alles") und nutzt die Wurzel zu Heilzwecken. Er stammt aus dem Amazonasbecken und den tropischen Teilen von Brasilien, Ecuador, Panama, Paraguay, Peru und Venezuela.

Die medizinischen Wirkungen sind zahlreich: So wirkt die Wurzel zum einen ganz allgemein als Stärkungsmittel, sie beruhigt jedoch auch bei Stress und Müdigkeit. Sie fördert die Blutzirkulation, stimuliert das Immunsystem und hat entzündungshemmende sowie wundheilende Effekte. Forschungsarbeiten belegten die schmerzhemmende und antientzündliche Wirkung des Brasilianischen Ginsengs, weshalb er auch bei Rheuma helfen kann. Die Wurzel wirkt immunmodulatorisch, das heißt, sie verändert nach den durchgeführten Studien eine Überaktivität von Immunzellen. Auch ein steroidaler Effekt (ähnlich dem Kortison) ist bekannt.

> **!**
> Brasilianischer Ginseng = *lat.* Pfaffia paniculata

Teezubereitung Die getrocknete und pulverisierte Wurzel in ein Getränk mischen. Dafür rührt man einen Teelöffel Pulver in einen Saft oder 250 Milliliter Wasser, kocht diese Mischung 15 Minuten und siebt die Rückstände ab. Zwei- bis dreimal am Tag davon trinken.

Sie erhalten den Brasilianischen Ginseng über das Internet.

Chuchuhuasa

Chuchuhuasa ist ein großer, kronenartiger Baum im Regenwald Amazoniens, der bis zu 30 Meter hoch wird. Generell werden die die weißen Blüten, die Wurzel und die harte Rinde eingesetzt.

Der indianische Name bedeutet „zitternder Rücken" und weist schon auf seine Verwendung hin: Der Baum und seine Bestandteile werden bereits seit Langem als Heil- und Schmerzmittel gegen Rückenschmerzen eingesetzt. In Kolumbien kocht der Stamm Siona kleine Rindenstücke in 2 Liter Wasser und dampft den Inhalt auf einen Liter ein. Dieser Sud dient zur Heilung von Arthritis und Rheuma. In der peruanischen Heilkunde setzt man das Gewächs außerdem gegen Osteoarthrose ein. Örtliche Heilpraktiker, die sogenannten Curanderos, nutzen Chuchuhuasa als allgemeines Stärkungsmittel und immunologisches Stimulans. Gemeinsam mit anderen Naturpflanzen soll es helfen, Krankheiten schneller zu heilen.

Forscher haben spezielle Substanzen isoliert, von denen man glaubt, dass sie für die Wirksamkeit bei Arthritis und Rheuma verantwortlich sind. Aber man fand auch heraus, dass diese Alkaloide die Bildung eines speziellen Enzyms im Körper hemmen, das an einer ganzen Reihe krankhafter Prozesse (inklusive Arthritis) beteiligt ist.

Die Firma Oro verde GmbH (siehe Anhang) bietet die Pflanze als Salbeninhaltsstoff und als Bast an.

! Chuchuhuasa = *lat.* Maytenus macrocarpa R. & P. Briquet

! Schwangere Frauen sollten Chuchuhuasa nicht verwenden.

Ingwer

Ingwer gehört zur Familie der Ingwergewächse (Zingiberaceae). Die Pflanze bildet eine Staude, die ähnlich aussieht wie Schilf. Als Gewürz und in der Heilkunde wird das Rhizom verwendet, das knollige Mittelstück zwischen Stängel und Wurzel.

> ! Ingwer = *lat.* Zingiber officinale

Ingwer-Wurzeln schmecken brennend scharf, was auf ihre Inhaltsstoffe, das scharfe Gingerol und Shoagolen, zurückgeht. Außerdem enthalten sie ätherische Öle und Stärke. In den Regenwäldern Perus wächst der gelbe Bio-Ingwer. Er hat im Vergleich zum weißen eine höhere Qualität und einen besseren Geschmack.

Zubereitungen aus dem Ingwer-Wurzelstock spricht man unter anderem antioxidative und entzündungshemmende Wirkungen zu, weshalb sie auch zur Behandlung von Rheuma empfohlen werden. Gingerol hemmt die Bildung des Enzyms Cyclooxygenase-2, das Entzündungsreaktionen wie bei Arthrose und rheumatoider Arthritis vermittelt. Bei Arthrose-Patienten, die mit Ingwer-Auszügen behandelt wurden, erreichte man die gleiche Schmerzlinderung wie mit einem konventionellen Schmerzmittel. Als Rheuma-Patienten im Rahmen einer Untersuchung ca. 5 Gramm frischen Ingwer (erhältlich z. B. in Bioläden) täglich zu sich nahmen, besserten sich Schmerzen, Entzündungen und Schwellungen der Gelenke.

> ! 5 g Ingwer am Tag lindert Schmerzen, Entzündungen und Gelenkschwellungen.

Katzenkrallen-Dorn

Der Katzenkrallen-Dorn gehört zu den sogenannten Wunderpflanzen der indigenen Bevölkerung, da er nahezu unglaubliche Heilwirkungen hat. Die bis zu 20 Meter hohe Liane gehört zur Pflanzenfamilie der Röte- oder Liliengewächse und heißt im Spanischen „Uña de gato" – Katzenkralle. In den Blattachseln befinden sich sichelförmig gekrümmte Halteorgane, die aufgrund ihrer Form an eine Katzenkralle erinnern. Man findet sie im gesamten Amazonasregenwald von Bolivien und Brasilien, aber auch in den Wäldern von Britisch-Honduras, Peru, Bolivien,

!

Katzenkrallen-
Dorn = *lat.* Uncaria
tomentosa
Willdenow de
Candolle

Kolumbien, Costa Rica, Ecuador, Panama, Paraguay etc. Um die Vermehrung der Pflanze nicht zu beeinträchtigen, wird nur die Rinde gesammelt.

Die medizinische Wirkung gilt offensichtlich nur für die peruanische Form. Man muss sehr vorsichtig sein, welche Form man angeboten bekommt, denn auch andere Pflanzen tragen den Namen Uña de gato. Aber auch innerhalb der Art gibt es zwei verschiedene Gruppen mit unterschiedlichen Inhaltsstoffen. Dazu kommt, dass der Verarbeitungsprozess beachtet werden muss.

Seit über tausend Jahren wird die echte Katzenkralle von den indigenen Ureinwohnern in der Naturmedizin angewandt. In Peru braute man einen Tee aus der inneren Rinde, also dem Bast der Pflanze. Diesen Pflanzenteil setzt man auch heute noch ein.

Uña de gato enthält eine einzigartige Kombination chemischer Verbindungen (Alkaloide), die gleichzeitig den Organismus sehr schonen. Man setzt sie auch bei Arthritis und Rheuma, bei Immunschwäche, Gelenkbeutelentzündung und Fibromyalgie (Weichteilrheumatismus) ein. Nachgewiesen ist eine Stimulierung des Immunsystems bzw. zweier Arten weißer Blutkörperchen: Granulozyten und Makrophagen. Erstaunlicherweise gilt die positive Wirkung auf das Immunsystem auch für Menschen, bei denen das Abwehrsystem überreagiert, wie dies bei diversen Autoimmunkrankheiten – wie etwa der rheumatoiden Arthritis – der Fall ist.

Prof. Reinhard Länger, u. a. Präsident der Gesellschaft für Phytotherapie in Österreich, sieht in ihr die einzige Pflanze, die ein Immunregulator ist. Darüber hinaus verlängert sie die Überlebenszeit der Lymphozyten und hilft beim Aufbau neuer, gesunder Zellen.

Außerdem fand man in einem wässrigen Auszug der Pflanze die Hemmung des sogenannten Transkriptionsfaktors NF-KappaB, der für die Entstehung entzündlicher Prozesse mitverantwortlich ist. Auch sogenannte Procyanidine und Chinovinsäureglykoside zeigen in Modellversuchen antientzündliche Wirkung und sogar in Tierversuchen konnte man die entzündungshemmenden Eigenschaften eines Inhaltsstoffes zeigen.

Aber die „Wunderpflanze" wirkt nicht nur heilend, auch vorbeugend setzt man sie z. B. als Antioxidans ein. Dafür wird eine dreimonatige regelmäßige Anwendung empfohlen. Ist man bereits krank, hängt die Anwendungslänge vom konkreten Fall ab. Im Allgemeinen sind es sechs und mehr Monate.

Äußerlich kann man die Katzenkralle gegen diverse Verletzungen und Entzündungen einsetzen, die damit besser heilen. In Peru schwören die Einheimischen seit langer Zeit auf seine Wirkung gegen Rheuma, Gelenkschmerzen und Geschwüre.

Die Heilwirkung der Pflanze ist derart überzeugend, dass man es gar nicht glauben kann. Sogar die Weltgesundheitsorganisation (WHO) beschäftigte sich mit der Pflanze. Bereits im Mai 1994 fand unter ihrer Schirmherrschaft eine erste internationale Konferenz zum Thema Uncaria tomentosa statt. Tatsächlich stimuliert die Pflanze das Immunsystem um fast 60 Prozent und auch die anderen Wirkungen scheinen bewiesen. Die antioxidative Wirkung ist sogar 3,18-mal höher als diejenige von Vitamin C!

> **!**
>
> Die Pflanze wirkt heilend und vorbeugend zugleich.

Damit die Pflanze nicht ausgerottet wird, war Ausfuhr von Präparaten aus Uña de Gato bis 1989 aus Peru verboten. Heute legt die Regierung von Peru infolge der ungeheuren Nachfrage die Termine und Mengen der Ernte gesetzlich fest. Katzenkrallen-Präparate haben mittlerweile eine bemerkenswerte wirtschaftliche Bedeutung in der globalen Pharmaindustrie. Diese setzt sie als vorbeugendes Mittel gegen Arthritis ein.

Teezubereitung   Wenn man die Pflanze testen will, benötigt man für einen Liter Tee 2 Gramm Katzenkralle. Die Mischung 15 bis 20 Minuten kochen und anschließend absieben. Als traditionelles indigenes Rezept gilt: 5 bis 10 Gramm getrocknete Rinde (2 bis 3 Esslöffel) mit einem Liter Wasser vermischen, zum Kochen bringen und 20 bis 25 Minuten kochen. Abkühlen lassen, absieben und trinken.

Den getrockneten und gemahlenen Bast können Sie bei der Firma Oro verde GmbH erhalten (siehe Anhang).

Bitte beachten

Katzenkrallen-Präparate und Tees dürfen nicht verwendet werden
- bei Organtransplantationen
- bei gleichzeitiger Einnahme von Immunsuppressiva
- bei gleichzeitiger Einnahme von Antazida (Säurehemmer)
- bei Impfungen

Sprechen Sie vor der Verwendung mit Ihrem Arzt
- bei einer Heparin-Behandlung
- bei einer Behandlung mit Blutdruckmitteln (hier ist eine Blutdruckkontrolle anzuraten)

Sollten Sie Durchfall bekommen, verringern Sie die Dosis.

Lapachotee (Tawari)

!

Lapacho = *lat.*
Tawari amarillo und negro (Tabebuia chrysantha, serratifolia und avellanedae)

Der Tawari- oder Lapacho-Baum gehört zu den Trompetenbaumgewächsen. Man findet ihn in manchen Bereichen der südamerikanischen Regenwälder. Zu dieser Gattung gehören viele hohe, herrlich blühende Bäume mit großen roten oder violetten Blüten.

Zu Heilzwecken wird nur die innere Rinde des Baumes, der Bast, verwendet. Indigene Völker nutzen ihn schon seit Urzeiten gegen zahlreiche Leiden. Der Bast fällt quasi als Abfallprodukt bei der Holzgewinnung an, wodurch der Tee günstig angeboten werden kann. Erntet man nur die Rinde, wächst sie relativ schnell wieder nach, sodass kein dauerhafter Schaden an der Pflanze entsteht.

Den Bast von Tawari setzt man u. a. bei Arthritis und Rheuma ein. Er ist entzündungshemmend, tonisierend (steigert die Muskelanspannung), schweißtreibend, schmerzstillend, beruhigend, blutdrucksenkend, keimtötend und harntreibend.

Teezubereitung 2 Esslöffel getrocknete Rinde mit einem Liter Wasser vermischen, zum Kochen bringen und 20 bis 25 Minuten sieden. Abkühlen lassen, absieben und den Tee trinken.

Die Firma Oro verde GmbH (siehe Anhang) vertreibt den getrockneten, gemahlenen Bast der Pflanze.

Bitte beachten

Bei empfindlichen Personen kann Lapachotee eine Allergie auslösen. Vor Überdosierung und einer längeren Anwendung als 6 Wochen wird gewarnt. Schwangere sollten die Pflanze allenfalls äußerlich anwenden. Als Bestandteil von Salben ist Lapacho offensichtlich problemlos verwendbar.

Manayupa

Von Manayupa werden die oberirdischen Teile, Stängel mit Blättern und Blüten, in Einzelfällen auch die Wurzel verwendet.

Heute ist die Heilwirkung der Manayupa bei den Indianerstämmen im amazonischen Regenwald populärer denn je. Diverse Studien ergaben, dass der Genuss von wässrigen und Alkoholauszügen tatsächlich wirksam bei allergisch bedingter Arthritis und Rheuma ist. Dazu kommt, dass die Pflanze in Form von Kapseln oder Tee einfach einzunehmen ist und die Untersuchungsergebnisse eine hohe Wirkungseffektivität zeigten. Nicht zuletzt gibt es bislang keinen Hinweis auf Nebenwirkungen und Kontraindikationen.

!

Manayupa = *lat.* Desmodium adscendens Sw. DC.

Teezubereitung 5 Gramm Kraut mit einem Liter heißem Wasser übergießen, 10 bis 15 Minuten ziehen lassen, absieben und im Laufe des Tages dreimal 300 Milliliter trinken.

Die Firma Oro verde (siehe Anhang) bietet das getrocknete, gemahlene Kraut der Pflanze an.

Marco Marco

!

Marco Marco = *lat.* Ambrosia peruviana Willd.

Marco Marco, auch als „Altamisa", „Marcju", „marcu" oder „malco" bezeichnet, wächst am Rande des Regenwaldes, häufig an feuchten und schlammigen Flussufern in den Küstengebieten des Amazonas und den Andentälern. Die Pflanze, die zur Gattung Ambrosia zählt, ist einjährig und verbreitet einen intensiven Duft. Zu Heilzwecken wird der ganze oberirdische Teil der Pflanze verwendet. In der Naturheilkunde ist eine Verwendung als Antirheumatikum und als Mittel gegen Nervenschmerzen belegt.

Indigene Völker sollen sie immer dabei haben und bei verschiedenen Krankheiten verwenden: Als „soasadas" – eingebackene Blätter – oder als Salbe bei Rheuma und in Form von keimtötenden und krampflösenden Mitteln.

Bitte beachten
Die Pollen verursachen Asthmaanfälle und Heuschnupfen. Deshalb sollten Sie das Kraut nicht anwenden, ohne Ihren Arzt gefragt zu haben.

Erhältlich ist das Kraut über die Firma Oro verde GmbH (siehe Anhang).

Mexican Wild Yam

!

Mexikanische wilde Yamswurzel = *lat.* Dioscorea spp.

Die mexikanische wilde Yamswurzel ist eine typische Regenwaldpflanze, die außerhalb ihres angestammten Lebensraumes nicht blüht.

Ihre Wirksubstanzen stammen aus der chemischen Klasse der Steroide. Das Steroid Diosgenin ist eine Vorstufe des weiblichen Geschlechtshormons Progesteron und die Basis für eine Vielzahl von steroidhaltigen Medikamenten wie der „Pille". Außerdem werden aus dieser Substanz die halbsynthetischen Abkömmlinge Kortison und Hydrokortison gewonnen; Letzteres setzt man auch gegen Arthritis und Rheuma ein.

Die Yamswurzel hemmt Entzündungen, lindert rheumatische Schmerzzustände, wirkt krampflösend bei Koliken und ist mit leberschützenden Substanzen ausgestattet.

Über das Internet erhält man Yams-haltige Salben.

!

Yams-haltige Salben sind über das Internet erhältlich.

Das erste Kortison
Ursprünglich konnte man Kortison nur mithilfe von Tieren erzeugen. Chemiker gewannen es 1935 aus dem Urin von Ochsen. Anschließend benötigte man weitere 38 Stufen chemischer Veränderung, um es zu dem wirkungsvollen Steroid zu machen, das man als entzündungshemmendes Mittel bei vielen Krankheiten u. a. des rheumatischen Formenkreises, einsetzt. 1938 kostete ein einziges Gramm des natürlichen Kortisons, das auf diese aufwendige Art und Weise hergestellt wurde, 1938 Dollar!

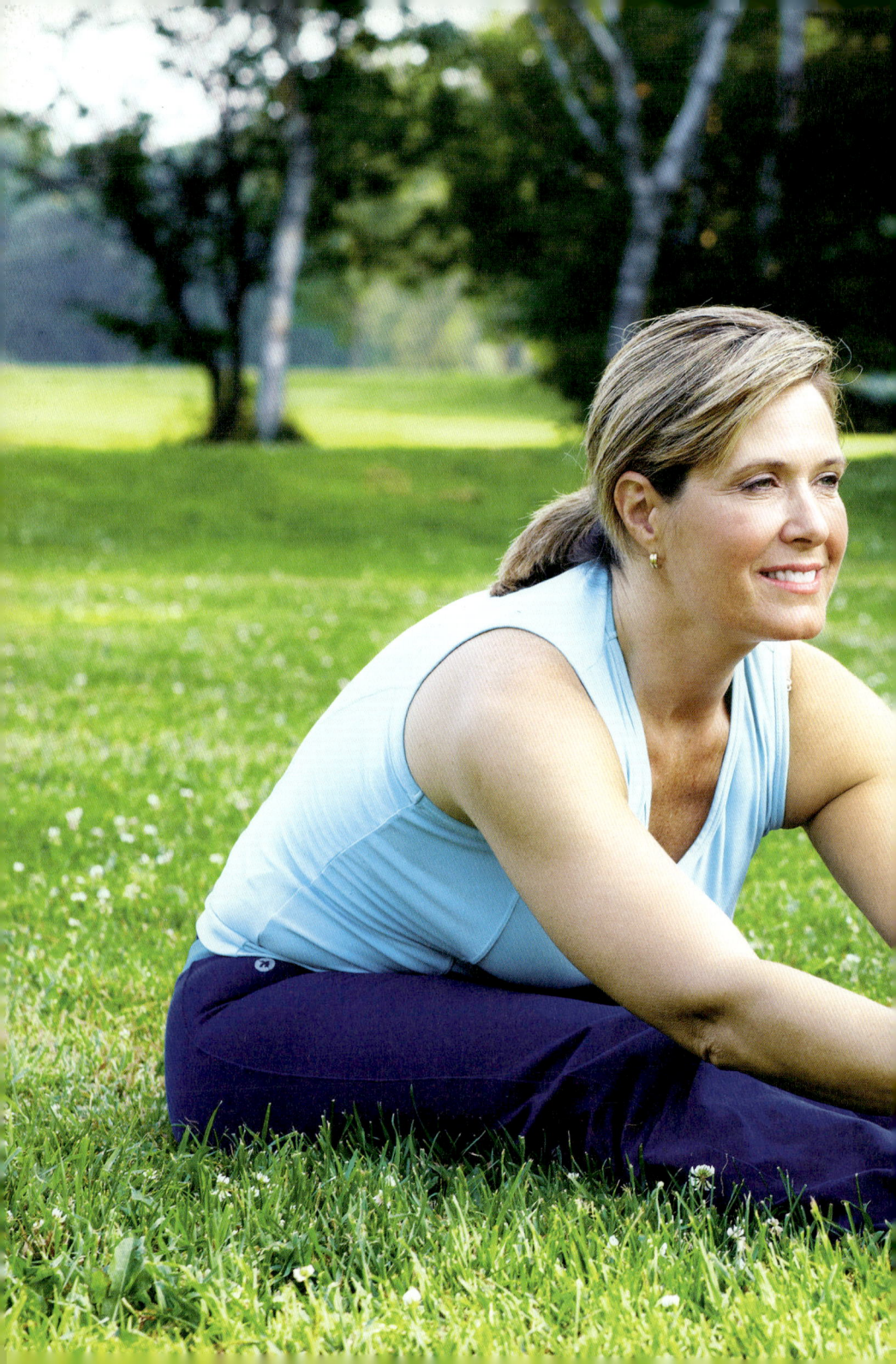

WAS SONST NOCH SANFT UND NATÜRLICH HILFT

Bis hierher haben Sie erfahren, wie Sie Ihre Beschwerden mit einer entsprechenden Ernährung und der Hilfe von bewährten Heilkräutern lindern können. Doch Sie können noch weit mehr tun, um Schmerzen und Entzündungen in den Griff zu bekommen. Wie bei vielen anderen Krankheiten helfen auch bei entzündlichem Rheuma viel Bewegung und Stressabbau sowie spezielle physikalische Therapien.

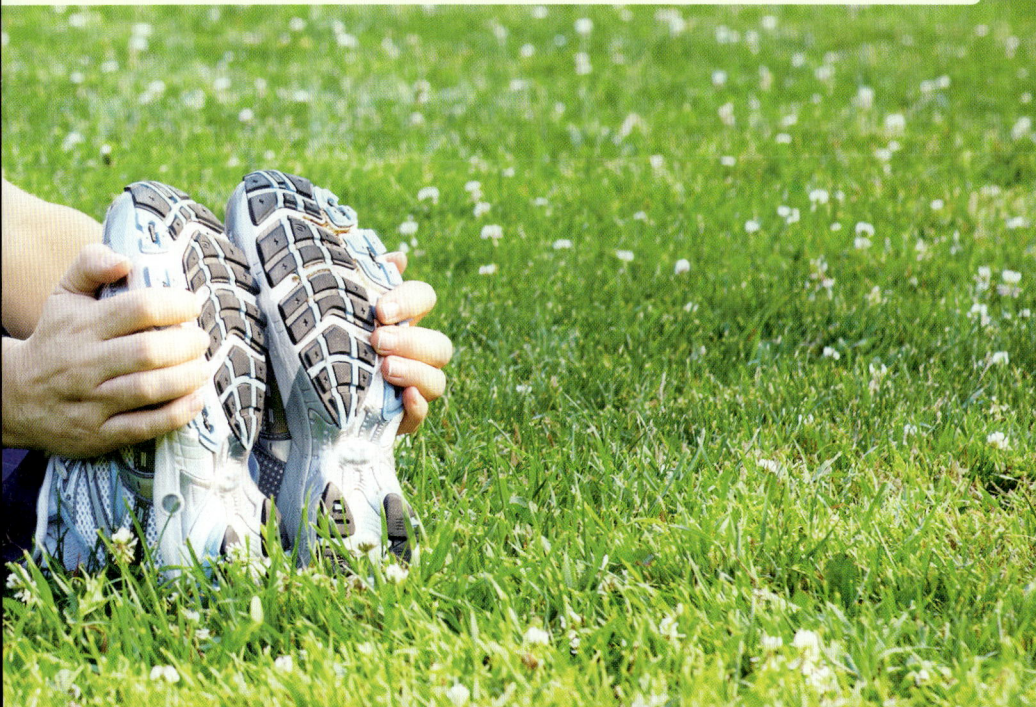

Unter dem Begriff alternative oder auch komplementäre Medizin werden Verfahren zur Diagnose, Behandlung und Vorbeugung zusammengefasst, die die konventionelle Medizin ergänzen. Hierunter fallen zum einen Behandlungen, die vom Arzt verordnet werden, um die Beschwerden weiter zu lindern, wie z. B. Physiotherapie, aber auch Verfahren und Fragestellungen, die in den Konzepten der üblicherweise praktizierten Schulmedizin nicht vorkommen. Die Fülle der angebotenen Methoden kann der Laie – und manch ein Fachmann – häufig nicht mehr überblicken.

Leider fehlt einigen Methoden eine wissenschaftlich verlässliche Grundlage. Damit Sie sich nicht in teure Verfahren stürzen, die dann doch keinen positiven Effekt auf Ihren Gesundheitszustand haben, möchte ich Ihnen hier diejenigen vorstellen, die bei entzündlichem Rheuma Erfolg versprechen. Was Ihnen dann wirklich hilft, müssen Sie ausprobieren und im Verlauf der Therapie feststellen. Das ist von Patient zu Patient verschieden.

Wenn Sie selbst etwas zu Ihrer Gesundheit beitragen möchten, so denken Sie daran: Wichtig für Sie als Rheuma-Patient ist, dass Sie Ihre Gelenke so gut es geht schonen. Sei es beim Sport oder im Alltag, beachten Sie bitte Folgendes:

!

Ob Ihnen eine Therapie wirklich hilft, muss sich herausstellen. Eine Erfolgsgarantie gibt es nicht.

- Wärmen Sie sich vor dem Sport auf, damit verringern Sie die Verletzungsgefahr.
- Schuhe mit hohen Absätzen sind leider für die Gelenke gar nicht gut. Besser sind Schuhe mit stoßdämpfenden Sohlen und flachen Absätzen.
- Sind Fehlstellungen zum Beispiel des Knie- oder Hüftgelenks bekannt, tragen Sie besser Einlagen.
- Bei einer einseitigen Belastung oder extremer sportlicher Betätigung sollten Sie besser Kniebandagen tragen.
- Tiefe Kniebeugen und langes Stehen sollten Sie ebenso vermeiden wie das Heben schwerer Lasten.
- Um das Kniegelenk und andere schmerzende Gelenke zu schonen, ist es wichtig, die umgebende Muskulatur zu kräfti-

gen. Die Übungen lernen Sie in einer entsprechenden Krankengymnastik, die Ihnen der Arzt verschreiben kann.

- Die Schultern können Sie entlasten, indem Sie mehrmals täglich die Arme locker pendeln lassen.
- Es ist ungünstig für das Schultergelenk, wenn man die Arme über längere Zeit ausstreckt, insbesondere beim Tragen schwerer Lasten.
- Sportarten wie Tennis oder Squash belasten die Schulter einseitig. Wenn dieses Gelenk betroffen ist, wählen Sie besser eine andere Sportart.
- Bei nächtlichen Schulterschmerzen kann der Arzt ein sogenanntes Abspreizkissen verordnen.
- Achten Sie beim Stehen und auch beim Sitzen auf eine optimale Körperhaltung.
- Beseitigen Sie Stolperfallen in der Wohnung, um einen Bruch zu vermeiden.
- Gönnen Sie den jeweiligen Gelenken eine Pause, wenn Sie sie beanspruchen.
- Manchmal helfen auch eine Haltungsschulung oder orthopädische Schuheinlagen, um die Beschwerden zu lindern und ein Fortschreiten der Krankheit durch Fehlhaltung zumindest zu verlangsamen.

Physikalische Therapien – alles, was den Gelenken guttut

!

Wichtigstes Ziel ist die Beseitigung oder Verringerung von Schmerzen.

Zur physikalischen Therapie gehören Massagen, Elektrotherapien, Ultraschall, Oberflächenlaser, Lymphdrainage, Kohlensäure- und Entspannungsbäder. Auch verschiedene Behandlungen mit Wärme oder Kälte werden angewandt. Die physikalische Therapie kann zu Beginn der Erkrankung ihr Fortschreiten aufhalten und im fortgeschrittenen Stadium als ergänzende Maßnahme Beschwerden und Funktionseinschränkungen lindern.

Kohlensäurebäder helfen z. B. bei Ödemen (Wasseransammlung in den Geweben); manuelle Methoden (Arbeit mit der Hand, ähnlich einer Massage) werden zur Dehnung von Muskeln, Sehnen und Gelenkkapseln eingesetzt. Damit können schmerzhafte Muskelverkrampfungen abgeschwächt werden.

Bei der Hydrotherapie (verschiedene Wasseranwendungen) steht die Regulierung des Muskeltonus, also der Muskelspannung im Vordergrund. Man arbeitet mit 2- und 4-Zellenbädern sowie dem Stangerbad – einem hydroelektrischen Vollbad, das Wärme- und hydrostatische Wirkungen des Wassers mit den elektrischen Wirkungen des Stroms vereinigt.

Einige der angewandten Möglichkeiten stellen eine Weiterentwicklung der alternativen Therapien dar. Gegebenenfalls gehören auch medizinische Bäder oder die Unterwassermassage hinzu. Gut geeignet sind auch Kneipp-Anwendungen. Orthopädisch angepasste Gelenkstützen oder Gehhilfen helfen ebenfalls.

Die Kraft, die aus der Kälte kommt: Ganzkörper-Kryotherapie

Unter Kryotherapie versteht man die Anwendung von Kälte zu therapeutischen Zwecken. Sie wird teilweise völlig konventionell in der physikalischen Therapie eingesetzt. Diese Behandlung ist ein altes Verfahren, das bereits die griechischen Ärzte der Antike zur Reduzierung von Schmerzen anwendeten. Heute dient Kälte für verschiedenste Anwendungsformen zur örtlichen Behandlung von z. B. Entzündungen, Gewebeschwellungen und Schmerzen.

Wie wirkt Kälte auf den Körper?

Grundsätzlich unterscheidet sich die Ganzkörper-Kältetherapie von der lokalen Kälteanwendung. Bei Letzterer erzielt man eine örtlich begrenzte Wirkung. Kälte in Form der Hydrotherapie hat vor allem eine Abhärtung zur Folge. Durchblutung und Immunsystem werden angeregt, der Körper wird insgesamt gestärkt. Aber Kälte hemmt auch den Schmerzreiz, wirkt abschwellend und durch Gefäßkontraktion blutungsstillend.

Heute geht man davon aus, dass bei niedrigeren Temperaturen die Nervenleitung aufgrund eines besseren Funktionierens der Ionenpumpen verändert wird: Diejenigen Nerven, die für das Empfinden von Kältereizen zuständig sind, senden ihre Botschaft rascher zum Gehirn als die schmerzleitenden Nervenbahnen. Ist ein Hautgebiet stark unterkühlt, kann es weder Kälte noch Schmerz empfinden.

!

Stark unterkühlte Hautgebiete empfinden keinen Schmerz.

Deshalb setzt man die entzündungshemmende Wirkung der Kälte bei rheumatoider Arthritis oder anderen Störungen aus dem rheumatischen Formenkreis ein. Generell gilt, dass Kälte vor allem bei akuten Entzündungsschüben angewendet werden soll.

Die Ganzkörper-Kältetherapie in Kältekammern mit bis zu −110 °C erzielt bei entzündlichem Rheuma oft positive Ergebnisse. Nach mehrmaliger Anwendung kommt es zur Linderung der Schmerzen. Diese Wirkung kann bis zu einem halben Jahr andauern. Erfreulicherweise wirkt die Behandlung nicht nur symptomatisch, sondern beschleunigt durch die bessere Durchblutung und Veränderung des Hormonspiegels auch die Heilungsprozesse in den geschädigten Gelenken und Geweben.

Die Kältekammer – mit – 110 °C gegen Schmerzen

Die Kältekammer ist ein relativ neues Verfahren und wird auch Ganzkörper-Kryotherapie genannt. Es wurde Anfang der 1980er-Jahre in Japan entwickelt. In den 1990er-Jahren erfuhr es in Deutschland bei Rheuma-Patienten eine weite Verbreitung.

Ablauf der Therapie   Drei bis vier Patienten halten sich für ein bis 3 Minuten in einer Kältekammer auf, in der Temperaturen von bis zu minus 110 °C herrschen können. Dabei trägt man nur Badebekleidung sowie Atem-, Mund-, Nasen- und Ohrenschutz, Handschuhe, warme Socken und festes Schuhwerk. Man darf sich vorher nicht eincremen und die Körperoberfläche muss trocken sein. Die Kälte kommt durch kalte Luft oder Stickstoffdampf in die Kammer.

Die Therapie findet in drei Kammern statt, die durch Türen verbunden sind. Sie weisen jeweils – 10 °C, – 60 °C und – 110 °C auf. Die ersten beiden Kammern haben eine Schleusenfunktion und dienen dazu, in der therapeutischen Sektion die wirksame Temperatur von – 100 °C bis – 110 °C aufrechtzuerhalten. Durch die Kammern mit – 10 °C und – 60 °C geht man nur hindurch. In der therapeutischen Sektion bleibt man bis maximal 3 Minuten und bewegt sich währenddessen im Kreis. Die Luft dort ist hoch verdichtet und dehnt sich nach dem Einatmen in der Lunge aus. Daher ist eine bestimmte Atemtechnik erforderlich, die man jedoch sehr schnell erlernt und automatisiert: flach und verkürzt einatmen sowie tief ausatmen.

Prof. Winfried Papenfuß, ehemaliger Chefarzt einer Reha-Klinik, empfiehlt, diese Therapieform stationär zweimal, bei hochaktiven Prozessen dreimal täglich über einen Zeitraum von optimal 2 bis 3 Wochen anzuwenden. Jedoch könne man auch schon mit durchschnittlich 10 bis 15 Kälteexpositionen, selbst bei hoher entzündlicher Krankheitsaktivität, eine Linderung des Beschwerdebildes (Schmerzen, Bewegungseinschränkungen) er-

> **!**
> Die Temperatur muss im Bereich von – 100 bis – 110 °C liegen.

reichen. Damit werden die Krankheitsschübe verkürzt und die entzündliche Aktivität bildet sich zurück.

Bereits während der Anwendung werden Schmerzen gelindert und die Muskulatur entspannt sich. Da dieser Effekt etwa 2 bis 4 Stunden anhält, sollte man währenddessen bewegungstherapeutische Übungen machen.

Eine Wiederholung in Halbjahresabständen ist zur Aufrechterhaltung des Therapieerfolges erforderlich. Nach einer 14-tägigen Behandlung läuft man wieder leichter und die Schmerzen sind ebenfalls für etwa ein halbes Jahr verschwunden.

Vor allem bei den Frühformen der rheumatoiden Arthritis, aber auch in späteren Jahren, kann die Kältetherapie in Verbindung mit der Bewegungstherapie drohende Spätschäden an den Gelenken und Weichteilgeweben bremsen und den Medikamentenbedarf reduzieren. Aber die Therapie wirkt auch bei entzündeten Gelenken infolge von Arthrose sowie weichteilrheumatischen Erkrankungen wie beispielsweise der Fibromyalgie.

> **!**
> Schon in der Kältekammer lassen die Schmerzen nach und die Muskulatur entspannt sich.

Wirkungen Die Ganzkörper-Kryotherapie wirkt auf den gesamten Organismus. Während und nach der Kälteeinwirkung werden biochemische, hormonelle und immunmodulatorische Vorgänge ausgelöst. Die Wirkungen lassen sich folgendermaßen zusammenfassen:

- Besserung des Allgemeinbefindens
- Schmerzminderung bzw. Schmerzaufhebung sowie Rückgang weiterer Entzündungszeichen, wie Schwellung und Erwärmung
- Verbesserung der allgemeinen Beweglichkeit und der Gelenkfunktion bei bis zu 60 Prozent der Behandelten
- Reduzierung der Medikamente (Kortison, nichtsteroidale Antirheumatika, NSAR) bei 35 bis 40 Prozent der Patienten

!

Eine ärztliche
Untersuchung
zeigt, ob die
Therapie für Sie
geeignet ist.

Gegenanzeigen Bei Bluthochdruck mit Werten über 160/190 mmHg und anderen Herzproblemen, bei Kälteüberempfindlichkeit, Nieren- und Blasenerkrankungen, Erschöpfungszuständen, Infekten, Angina pectoris, Asthma bronchiale sowie arteriellen Durchblutungsstörungen darf diese Therapie leider nicht angewendet werden. Mit anderen Worten: Es muss eine ärztliche Untersuchung vorausgehen, um abzuklären, ob die Therapie geeignet ist.

Thermotherapie: mal kalt, mal warm

!

Zur Thermotherapie
gehören Kälte-
und Wärmeanwendungen.

Die Behandlung mit extremer Kälte (Ganzkörper-Kryotherapie) haben Sie im vorigen Abschnitt bereits kennengelernt. Unter Thermotherapie werden jegliche Anwendungsformen von Kälte oder Wärme zusammengefasst; beides kann Rheuma-Patienten helfen. Je nachdem, ob ein akuter Schub vorliegt oder nicht, hilft eben das eine oder das andere.

Behandlung mit Kälte Bei einer akuten Entzündung hat die lokale Anwendung von Kälte (Kryotherapie) an den betroffenen Gelenken häufig positive Auswirkung auf den Entzündungsprozess und die damit verbundenen Beschwerden. Damit sind auch Kühlpackungen, kalte Umschläge oder eine Eismassage gemeint. Zu Hause kann man auch kalten Quark auflegen. Diese Kälteanwendungen sollen die Schmerzsensoren blockieren und damit die Schmerzen verringern. Der Effekt kann über mehrere Stunden anhalten. Am besten sprechen Sie mit Ihrem Arzt darüber, welche Maßnahme aktuell die richtige ist.

Auch Kältebäder kommen zum Einsatz: Dabei sitzt der Patient bis über die Nabelhöhe in einer Badewanne mit sehr kaltem Wasser, auf dem eine dicke Schicht Eisstückchen schwimmt. Währenddessen wird unter Wasser die Haut kräftig gerieben oder gebürstet. Nach kurzer Zeit steigt der Patient heraus und macht anschließend intensive Gymnastik, die dann viel besser gelingt als vorher. Kälte kann aber auch in Form von Eispackungen, kalten Wickeln oder Eissprays angewandt werden.

Man unterscheidet Kurzzeit- oder Langzeitanwendungen. Zur Langzeitanwendung gehören Eistauchbäder für die Beine bis zum Knie. Man taucht in sie ca. 10 bis 15 Sekunden ein und pausiert dann ein bis zwei Minuten. Insgesamt dauert diese Anwendung 20 Minuten.

Auch bei Kreislaufproblemen empfehlen Fachleute physikalisch-therapeutische Maßnahmen in Form von kalten Waschungen, Wechselgüssen, Teilbädern und Bädern.

Kältebeutel aus Kryogel, die Sie in der Apotheke erhalten, können ebenfalls gegen Schmerzen oder Schwellungen helfen. Je nach Fabrikat kühlt man sie im Kühlschrank oder im Gefrierfach. Man kann sie sogar mehrmals täglich im Abstand von 3 Stunden auf die erkrankten Gelenke auflegen. Die Anwendungszeit richtet sich nach der Größe der Gelenke. Hand- und Fingergelenke sollten höchstens 5 Minuten, Knie- und Hüftgelenke auf keinen Fall länger als 15 Minuten gekühlt werden.

Bitte beachten
- Umwickeln Sie die Kältebeutel immer mit einem dünnen Tuch, damit keine Kondensationsfeuchtigkeit auf die Haut gerät.
- Beenden Sie die Therapie mit einem Kältebeutel sofort, wenn statt dem Kältegefühl ein Kälteschmerz auftritt.

Behandlung mit Wärme   Liegt nicht gerade eine akute Entzündung vor, so kann Wärme, z. B. in Form von warmen Packungen, Auflagen, Bädern und Thermalbädern, die verspannte Muskulatur lockern und die Durchblutung steigern. Auch so wird die Beweglichkeit verbessert und Schmerzen gelindert.

Bei der Wärmetherapie wird der ganze Körper oder einzelne Körperpartien erwärmt. Dies regt den Stoffwechsel an, beeinflusst die Funktion der Organe und fördert die Durchblutung. Infolgedessen wird das Bindegewebe dehnfähiger und es kommt zu einer Wachstums- und Regenerationsförderung sowie zu einer Muskelentspannung. Außerdem können damit Schmerzen gelindert werden. Bei Anwendung der Wärme auf den ganzen Körper, etwa in der Sauna, sind zusätzlich positive Effekte auf das Immunsystem möglich. Weitere Ganzkörper-Wärmeanwendungen sind beispielsweise Sole-, Schwefel- und Moorbäder.

Heiße Umschläge oder Heusäckchen sowie **Packungen** aus Moor, Fango und Paraffingemischen können ebenfalls hilfreich sein. Im Rahmen der Krankengymnastik wird außerdem gern die „heiße Rolle" angewendet, bei der Handtücher mit kochend heißem Wasser getränkt und anschließend auf eine schmerzende Stelle gerollt oder geklopft werden.

Bitte beachten
Vorsicht ist geboten bei akuter Gelenk- oder Kapselentzündung, aktivierter Arthrose, Vaskulitiden (entzündliche Erkrankungen der Blutgefäße), Bandscheibenvorfall, arteriellen und venösen Durchblutungsstörungen, Ödemen, Blutungen, Blutungsneigungen, Tumoren, schweren Allgemeinerkrankungen oder Herz- und Kreislauferkrankungen. Hier kann die Wärmetherapie die Entzündung noch verstärken.

Zu Hause können Sie Fango-Paraffin-Wärmepackungen anwenden. Sie bestehen aus einer Mischung von Mineralschlamm und Paraffin. Letzteres ist geruchlos, besitzt eine geringe Wärmeleitfähigkeit und eine hohe Wärmekapazität. Die Packungen sind elastisch und lassen sich gut an den Körper anlegen. Vor der Anwendung muss die Wärmepackung eine halbe Stunde im 100 °C heißen Backofen erhitzt werden. Anschließend kann sie um das betreffende Körperteil gelegt und fixiert werden. Als Anwendungsdauer werden 20 bis 30 Minuten empfohlen. Sehr praktisch sind auch Moor-Wärmekissen, die im Backofen oder – in nur ca. 6 Minuten – in der Mikrowelle erwärmt werden. Es gibt auch Gelkompressen, die in heißem Wasser erhitzt werden. Fango-Paraffin- oder Moor-Packungen halten jedoch länger warm und weisen eine bessere Tiefenwirkung auf. Man erhält sie in verschiedenen Größen und kann sie mehrmals anwenden.

Auch altbewährte Methoden wie eine Wärmeflasche können helfen, alternativ sind Kartoffelwickel oder Kirschkernsäckchen gut zu verwenden. Das Kirschkernsäckchen legt man entweder 3 Minuten in die Mikrowelle (bei 600 W) oder 10 Minuten in den Backofen (bei 150 °C). Danach wickelt man es in ein Handtuch und legt es auf.

> **!**
>
> Legen Sie zu Hause bei Bedarf eine wohltuende Wärmepackung auf.

Kartoffelwickel

Ein effektives Mittel, das schon die Großmutter kannte, ist der Kartoffelwickel. Dazu Kartoffeln mit Schale abkochen, auf ein Baumwolltuch legen und darin einwickeln. Die Kartoffeln im Tuch zerdrücken und den Wickel auf die schmerzende Stelle legen.

Heilsamer Strom: Elektrotherapie

Diese Therapie nutzt die Wirkung elektrischer Ströme auf den Organismus. Man bezweckt damit eine Schmerzlinderung, Durchblutungsverbesserung und eine Tonisierung bzw. Detonisierung (Spannung bzw. Entspannung) der Muskulatur. Dafür wird Strom mittels Elektroden, die auf die Haut geklebt werden, durch den Körper geleitet. Sogar Voll- oder Teilbäder sind möglich, bei denen der Strom durch das Wasser an die Haut geleitet wird wie beim Stangerbad.

Laut AOK lassen sich grundsätzlich drei Hauptwirkungen der Elektrotherapie auf den Körper unterscheiden:

- Bewegung von Ladungsträgern (Ionen, z. B. Natrium-, Kalium-, Chlorid-Ionen)
- Auslösung von Nerven- und Muskelreizungen
- Erwärmung des Gewebes

Welche dieser drei Wirkungsweisen überwiegt, hängt vor allem von der Art und Frequenz des verwendeten Stroms ab.

Folgende Anwendungsbereiche werden unterschieden:

- Gleichstrom-Behandlungen (0 Hz; Wirkprinzip: Bewegung von Ladungsträgern, z. B. Stangerbad)
- Wechselstrom-Behandlungen

In der Elektrotherapie unterscheidet man:

Niederfrequenz-Therapie (1 bis 1000 Hz; Wirkprinzip: Nerven- und Muskelreizungen, z. B. Reizstrom, Transkutane elektrische Nervenstimulation, abgekürzt TENS)

Mittelfrequenz-Therapie (1 bis 100 kHz; Wirkprinzip: Nerven- und Muskelreizungen, z. B. Interferenzstrom-Therapie)

Hochfrequenz-Therapie (über 100 kHz; Wirkprinzip: Erwärmung, z. B. Kurzwelle, kommt heute kaum noch zum Einsatz)

!

TENS = Transkutane elektrische Nervenstimulation

TENS Aus der Vielzahl der verschiedenen Anwendungen eignet sich vor allem die TENS für die Schmerztherapie; nach ärztlicher Anleitung ist sie auch zur Selbstbehandlung zu Hause geeignet. Dabei werden über Elektroden auf der Haut die dort verlaufenden Nerven gereizt. Dieser Reiz ist nicht schmerzhaft, der Patient spürt lediglich ein leichtes Kribbeln. Vermutlich führt er aber dazu, dass der Körper seine Systeme der Schmerzregulation aktiviert, die Schmerzschwelle des gesamten Organismus wird heraufgesetzt. Der Patient nimmt daher die Schmerzen weniger stark wahr oder sie gehen ganz zurück.

Der batteriebetriebene Impulsgenerator für die TENS ist nicht größer als eine Zigarettenschachtel, sodass man ihn leicht etwa am Gürtel bei sich tragen kann. Die verwendeten Elektroden sind nur wenige Quadratzentimeter groß.

> **!** Eine TENS-Behandlung können Sie ganz einfach zu Hause durchführen.

Bitte beachten

Laut Empfehlung der AOK sollten TENS-Geräte nur nach ärztlicher Anleitung verwendet werden. Kleben Sie die Elektroden direkt über die schmerzende Stelle bzw. auf die vom Arzt angegebenen Stellen. Wählen Sie dann die Stromstärke so, dass Sie ein leichtes, angenehmes Kribbeln verspüren. Drei bis vier Behandlungen pro Tag für jeweils eine halbe Stunde reichen in der Regel aus. Nach einigen Wochen kann die Wirkung nachlassen, dann sollten Sie eine Pause einlegen oder die Elektroden an anderen Stellen einsetzen.

Die Schmerzlinderung erreicht man dadurch, dass die elektrischen Ströme die Aktivität der Schmerzrezeptoren in und unterhalb der Haut (sogenannte Nozizeptoren) regulieren. Außerdem wird im Gehirn die Freisetzung körpereigener Substanzen zur Schmerzhemmung – sogenannte endogene Morphine oder Endorphine – angeregt. Die TENS stellt damit eine gute Ergänzung zur üblichen Schmerztherapie mit Medikamenten dar.

> **!** Die TENS ist eine gute Ergänzung zur gängigen Schmerztherapie.

Weltweit einzigartig:
Radon-Therapie im Heilstollen Bad Gastein

Eine ungewöhnliche, aber vielversprechende Therapie ist der Aufenthalt im Radon-Heilstollen von Bad Gastein. Beim Abbau von Gold und Silber in dem Tunnelsystem wurde zufällig die positive Wirkung der natürlichen Radonstrahlung des Gesteins auf die Gesundheit der im Bergbau Beschäftigten entdeckt. Diese Therapie wird insbesondere bei rheumatoider Arthritis – vor allem ergänzend zur Medikamenteneinnahme – angewendet. Ist man medikamentös gut eingestellt, kann die Behandlung im Heilstollen dazu führen, dass man die Arzneimittel reduzieren bzw. sogar ganz weglassen kann.

Die einzigartigen klimatischen Verhältnisse wirken sich positiv auf die rheumatoide Arthritis aus. Diese sind:

- Lufttemperatur von 37,0 bis 41,5 °C
- relative Luftfeuchtigkeit von 70 bis nahezu 100 Prozent
- durchschnittlicher Radongehalt von 44 kBq/l Stollenluft

Diese Bedingungen ermöglichen einen entzündungshemmenden und lang anhaltenden schmerzlindernden Effekt. Zum einen wirkt die leicht erhöhte Temperatur auf den Rheuma-Patienten positiv, zum anderen wirkt das Element Radon entzündungshemmend auf den gesamten Bewegungsapparat. Die Wirksamkeit der Behandlung im Heilstollen ist wissenschaftlich durch eine Reihe von Studien belegt. Man weiß, dass die Gasteiner Heilstollentherapie einen günstigen Einfluss auf immunologisch vermittelte Entzündungsprozesse hat. Dabei handelt es sich also um eine kombinierte Hyperthermie-Radon-Inhalationstherapie mit zusätzlicher Hautbestrahlung bei hoher Luftfeuchtigkeit.

> **!**
>
> Die Wirkungen der Gasteiner Heilstollen-Behandlung sind wissenschaftlich belegt.

Ablauf der Therapie   Im Heilstollen wird das in der Luft angereicherte Edelgas über die Lungen eingeatmet (Inhalationstherapie). Sind die Patienten dabei wenig bekleidet, wird das Radon zugleich auch über die Haut aufgenommen. Alles in allem dauert eine Einfahrt in den Heilstollen einschließlich Vorbereitung und Nachruhe etwa 3 bis 3,5 Stunden. Als Kleidung wird Badebekleidung, Bademantel sowie Badeschuhe benötigt. Auch ein Handtuch bzw. ein Badetuch sollte man dabei haben oder im Heilstollen-Kurhaus ausleihen.

Sehr schnell verspürt man während des Aufenthaltes im Therapiebereich des Stollens die positiven Einflüsse der milden Hyperthermie (leicht erhöhte Temperatur) und der hohen Luftfeuchtigkeit. Die Muskulatur entspannt sich und schmerzhafte Verkrampfungen sowie Verhärtungen lösen sich. Die Schmerzlinderung führt zu einer Zunahme des Bewegungsspielraums und zu einer Abnahme von Bewegungseinschränkungen. Diese positiven Effekte lassen sich durch die Kombination mit einer Bewegungstherapie und gezielten krankengymnastischen Behandlungen noch wesentlich steigern.

> **!**
> Der Effekt kann einige Monate anhalten.

Aus Erfahrung weiß man, dass es nach der Kurmaßnahme zu einer lang anhaltenden Abnahme der Schmerzen und einer allgemeinen Verbesserung des Befindens kommt. Dieser Effekt kann 3 bis 4 Monate anhalten, bis sich dann langsam wieder zunehmend Beschwerden einstellen. Nach einem Jahr kann die Kur wiederholt werden.

Über die Inhalationstherapie hinaus nutzt man das radioaktive Edelgas in Form von Trinkkuren mit radonhaltigem Mineralwasser und als Bäderbehandlung in Wannenbädern mit radonhaltigem Wasser.

Wirkweise und Wirkungen   Viel Erfahrung hat man bei der Therapie der rheumatoiden Arthritis gesammelt. Leider heilt auch der Aufenthalt im Heilstollen die Krankheit nicht vollständig, jedoch in Kombination mit anderen Behandlungsformen, beispielsweise mit lang wirksamen Antirheumatika, führt sie zu deutlichen Effekten wie einer Verringerung der Beschwerden, einer Verbesserung der funktionellen Kapazität und insgesamt der Lebensqualität. Auch die sogenannte Morgensteifigkeit wird oft deutlich verringert.

Durch die leicht erhöhte Temperatur nimmt das Herzzeitvolumen und die Atemfrequenz zu, insgesamt steigert sich der Stoffwechsel. Deshalb wird das Radon-Gas, das ohnehin in der Stollenluft in hoher Konzentration vorhanden ist, vom Körper besonders effektiv aufgenommen und im Organismus durch die erhöhte Kreislauftätigkeit wirksam verteilt. Infolge der hohen

Luftfeuchtigkeit, die ebenfalls eine erhebliche Anregung des Stoffwechsels bewirkt, erreicht man eine höhere therapeutische Dosis des Radon-Gases und erzielt einen stärkeren und länger anhaltenden Behandlungseffekt.

Man ist sich noch nicht ganz sicher, vermutet aber, dass es bereits unmittelbar nach der Aufnahme des Gases in den Körper zu einer Aktivierung von Zellmechanismen kommt. Bei der rheumatoiden Arthritis ist dabei wahrscheinlich die erst kürzlich nachgewiesene Freisetzung des körpereigenen Botenstoffes TGF-beta, ein entzündungshemmendes Zytokin, der Wirkungsauslöser. Dabei verbleibt das Radon nur kurze Zeit im Körper. Die sogenannte biologische Halbwertszeit (in dieser Zeit wird es zur Hälfte ausgeschieden) beträgt nur ca. 20 bis 30 Minuten. In dieser Zeit kommt es zu einem Zerfall von etwa 2 Prozent der aufgenommenen Radonmenge. Das bedeutet, dass auch der Anfall an radioaktiven Folgeprodukten relativ niedrig ist. Durch die speziellen physikalischen Eigenschaften des Radons laufen auch mit keinem Bestandteil des Körpers irgendwelche chemischen Reaktionen ab.

Hinzu kommt die Lage des Heilstollens in 1.280 Meter Höhe. In dieser Höhenlage spürt man in der Regel keine wesentlichen Veränderungen. Jedoch hat die Luft eine geringere Sauerstoffkonzentration, wodurch der Stoffwechsel der roten Blutkörperchen verändert wird. Die Neigung des Sauerstoffs, sich an Hämoglobin, also den roten Blutfarbstoff, zu binden, nimmt ab. Infolgedessen kann der Sauerstoff im Gewebe leichter freigesetzt werden, wodurch das Gewebe besser mit Sauerstoff versorgt wird.

Besonders effektiv ist die Heilstollen-Behandlung bei schweren Krankheitsbildern, bei denen ein kontinuierliches Fortschreiten droht oder die mit stärkeren Schmerzen oder höheren Funktionseinschränkungen einhergehen. Bei hoher Krankheitsaktivität oder gar in Schubsituationen ist eine Heilstollenkur nicht möglich, da durch die entsprechenden Reize und nachfol-

!

Bei schweren Krankheitsbildern ist die Therapie besonders effektiv.

genden Reaktionen des Körpers eine Zunahme der Krankheitsaktivität und eine Schubverstärkung möglich ist.

Eine Heilstollen-Kur darf nicht durchgeführt werden:
- bei hoher Krankheitsaktivität und rheumatischen Schüben
- während der Schwangerschaft
- bei unbehandelter oder unzureichend behandelter Schilddrüsen-
  überfunktion (Hyperthyreose)
- bei allen Erkrankungen, die mit einer stark eingeschränkten
  Belastbarkeit des Organismus einhergehen (z. B. schwere Herz-
  erkrankungen)
- bei akuten Krebserkrankungen
- bei schweren Herz-Kreislauf-Erkrankungen, wie z. B. Erkrankungen
  der Herzkranzgefäße
- bei Platzangst oder vergleichbaren Angststörungen

Nur nach ärztlicher Untersuchung:
- bei einer akuten Infektion – am besten auch Rücksprache mit den
  Ärzten des Gasteiner Heilstollens halten
- bei Kindern und Jugendlichen

Nebenwirkungen? Nicht umsonst war man nach der Reaktor-
katastrophe von Tschernobyl so vorsichtig bezüglich der radioaktiven Belastung. Radon ist ein sogenannter Alphastrahler und
man weiß, dass Personal, das sich täglich lange Zeit in den radon-
haltigen Stollen aufhielt, eine erhöhte Lungenkrebsrate aufweist.
Bei einer kurzzeitigen Therapie im Stollen von jährlich 2 bis
4 Wochen mit durchschnittlich 10 bis 12 Einfahrten mit einer
kurz dauernden Radon-Inhalationstherapie im Stollen ist dieses
Risiko vernachlässigbar klein.

Der Gasteiner Heilstollen liegt im Salzburger Land im Bad
Gasteiner Ortsteil Böckstein, ca. 80 Kilometer von Salzburg an
der Grenze zu Kärnten. Unter www.rheuma-online.de/therapie/

!

Gasteiner
Heilstollen,
Heilstollenstr. 19
A-5645 Böckstein/
Bad Gastein

radon-heilstollen.html finden Sie viele weitere Informationen zur Radontherapie im Heilstollen von Bad Gastein.

Übungen für starke Muskeln und mehr Beweglichkeit: Physiotherapie

!

Starke Muskeln unterstützen das Gelenk und stabilisieren es.

Früher hieß es Krankengymnastik, heute sagt man Physio- oder Bewegungstherapie dazu. Tatsache ist, die Übungen helfen sowohl akute als auch chronische Schmerzen zu verringern. So stärkt und kräftigt ein speziell auf den Patienten abgestimmtes Krafttraining die Muskeln des betroffenen Gelenks.

Mit aktiven und passiven Dehn- und Bewegungsübungen will man seine Beweglichkeit erhöhen und einer Verkürzung der Muskeln entgegenwirken. Hat sich der Muskel bereits verkürzt, so kann man dies mit den krankengymnastischen Übungen rückgängig machen. Koordinations- und Gleichgewichtsübungen gehören ebenfalls dazu. Man benötigt allerdings Zeit, denn die Übungen muss man regelmäßig machen – nicht nur unter Anleitung des Physiotherapeuten, sondern danach auch zu Hause. Doch die Viertelstunde, die man dafür täglich erübrigen muss, zahlen sich in jedem Fall aus.

Tipp: Machen Sie Ihre Übungen einfach während der Nachrichten im Fernsehen. So benötigen Sie keine Extrazeit dafür.

Weitere Heilverfahren bei entzündlichem Rheuma

Den Alltag meistern: Ergotherapie

Bei schweren Krankheitsverläufen muss man seine Lebensführung leider an die Erkrankung anpassen. Die angegriffenen Gelenke dürfen nicht weiter überlastet werden – dies zu vermeiden hilft die Ergotherapie.

Mit Ergotherapie versucht man, die im täglichen oder Berufsleben erforderlichen Aktivitäten, wie Waschen und die übrige Körperhygiene, An- und Auskleiden oder auch Schreiben, so weit zu trainieren, dass man sie selbstständig und möglichst ohne Beeinträchtigungen erledigen kann. Die Therapie bietet viele Hilfsmittel an, die den Alltag erleichtern. Ziel ist, den Gelenkschutz zu verbessern, um die Funktionstüchtigkeit der Gelenke zu erhalten.

Man fand einen positiven Effekt ergotherapeutischer Maßnahmen auf die Muskelfunktion, den Bewegungsablauf sowie auf die Alltagsaktivitäten. Zahlreiche Entwicklungen der Ergotherapie erleichtern die Arbeit im Alltag. So gibt es Messer und anderes Besteck mit verstärkten Griffen, Hebehilfen für schwere Töpfe sowie Pfannen und vieles mehr. Ein Arzt kann Ihnen die geeigneten Hilfsmittel dann verschreiben, sodass Ihnen manche Kosten von Ihrer Krankenkasse erstattet werden.

Die Handfunktion und ihre Sensibilität zu fördern, ist das Ziel z. B. von sogenannten funktionellen Spielen mit Bällen, Steckern oder Kugeln in unterschiedlichen Größen. Damit wird das Greifen, Sammeln und Bewegen mehrerer Gegenstände in der Hand und deren gezieltes Wiederablegen oder Wiederaufstecken geübt. Der Schwerpunkt liegt sowohl auf der Schulung selektiver als auch komplexer Handfunktionen und auch der Ausdauer. Aus einem Gefäß, das beispielsweise mit Erbsen oder Linsen gefüllt

> **!**
> Ergotherapie kommt von griech. érgon = Arbeit und therapéia = Behandlung.

> **!**
> Mit Ergotherapie werden die täglichen Aktivitäten trainiert.

ist, sollen Kugeln, Würfel oder andere kleine Gegenstände herausgefischt werden. Das Hantieren mit Igelbällen hilft ebenfalls. Man kann sie auch während des Fernsehens oder einer anderen Tätigkeit nebenbei an der Fußsohle oder den Händen entlangrollen.

Den Schmerz selber steuern: Biofeedback

Biofeedback wird als psychologisches Behandlungsverfahren zur Schmerztherapie eingesetzt. Es handelt es sich um eine Methode, mit deren Hilfe normalerweise unbewusst ablaufende körperliche und seelische Prozesse erfasst und der bewussten Wahrnehmung zugänglich gemacht werden. Übt man eine gewisse Zeit, befähigt einen dies, bisher automatisch ablaufende Reaktionen willentlich zu beeinflussen und zu steuern. Gleichzeitig wird damit das Selbstvertrauen gestärkt. Biofeedback wird üblicherweise zur Unterstützung von Entspannungstechniken und von psychologischen Behandlungen angewendet. Man setzt es auch ein, um Schmerzen zu verringern, die durch Muskelverspannung oder innere Spannung entstehen, wie z. B. chronische Rückenschmerzen. Auch bei direkt ausgelösten Krankheiten wie Bewegungsstörungen ist es hilfreich. Bei rheumatoider Arthritis lindert es als Ergänzung zur Standardtherapie die Schmerzen und verbessert die Funktion der Gelenke.

> **!**
>
> Unbewusst ablaufende Prozesse werden der bewussten Wahrnehmung zugänglich gemacht.

Sichtbar gemacht werden die körperlichen Prozesse durch Messung der elektrischen Leitfähigkeit oder des Widerstands der Haut, der Körpertemperatur, der Pulsfrequenz, des Blutdrucks, der Muskelspannung, der Gehirnströme oder der Atemfrequenz und -tiefe mit einem sogenannten Biofeedback-Gerät. Damit werden unsichtbare Körperdaten in ein sicht- oder hörbares Signal umgewandelt. Diese Signale zeigen dem Übenden an, ob er sich dem gewünschten Ziel nähert oder sich eher davon entfernt. Das motiviert zum aktiven Training. Diesen Anreiz kann man verstärken, indem z. B. ein Kontostandsanzeiger am Bildschirm verrät, ob man sich verbessert oder verschlechtert hat. Bei Erfolg können Pluspunkte vergeben werden.

Für die unterschiedlichen Messgrößen gibt es jeweils passende Geräte, die oft einen Papierausdruck der Werte erstellen können. Für den Alltag gibt es neben den Standgeräten auch tragbare Handapparate für die Anwendung zu Hause.

Auf Dauer will man einen gewünschten Zustand dann auch ohne das Gerät – durch die reine Vorstellung – erreichen können.

> **!**
> Es gibt auch praktische Handapparate für den Alltag.

Durchführung Man übt in bequemer, leichter Kleidung im Sitzen oder Liegen. Ein oder auch mehrere Sensoren werden an der entsprechenden Körperoberfläche befestigt und mit dem Biofeedback-Gerät verbunden. Um Stress zu reduzieren, werden über Kopfhörer angenehme Musik und Anleitungen zur Entspannung vorgespielt. Anhand von Farbmustern werden dann der Spannungszustand und dessen Veränderung angezeigt.

Die Dauer der ersten Biofeedback-Sitzung beträgt etwa eine Stunde, weitere Sitzungen mit 45 Minuten Dauer werden meist im Wochenabstand durchgeführt. Die Anzahl der Behandlungseinheiten hängt von der Art der Beschwerden und der Reaktion des einzelnen Patienten ab. Zumeist werden vier bis zehn Sitzungen angeboten.

Hat man den jeweiligen Zielzustand erreicht, so muss man sich das damit verbundene Erleben so weit einprägen, dass es bei Bedarf willentlich und ohne äußere Rückkopplung abgerufen werden kann. Den meisten gelingt eine Kontrolle ganz ohne die Hilfe eines Apparats relativ bald. Manche Menschen können diese Methode jedoch nicht erlernen. Ob Sie zu der einen oder anderen Gruppe gehören, klärt sich nach etwa sechs Sitzungen.

> **!**
> Ohne aktive Mithilfe geht es nicht. Dann aber stellt sich in den meisten Fällen der Erfolg ein.

Wo kann man Biofeedback lernen? Eine Biofeedback-Therapie findet man in der angewandten Psychologie und bei Ärzten in psychosomatisch orientierten Kliniken und Praxen.

Die Biofeedback-Therapeuten, also Ärzte, klinische Psychologen, Physiotherapeuten, Ergotherapeuten, Krankenpfleger, Sportwissenschaftler, Logopäden, Heilpraktiker und Psychotherapeuten, werden bei der Deutschen Gesellschaft für Biofeedback ausgebildet (www.dgbfb.de). Auf der Internetseite können Sie auch nach einem Therapeuten in Ihrer Nähe suchen.

Radiosynoviorthese – Strahlentherapie von innen

!

Radiosynoviorthese setzt sich zusammen aus Radius = Strahl, Synovialis = Gelenkinnenhaut und Orthese = ein medizinisches Hilfsmittel zur Stützung.

Unter Radiosynoviorthese (RSO) versteht man die Wiederherstellung einer normalen Gelenkinnenhaut durch eine spezielle Strahlentherapie. Bei der rheumatoiden Arthritis entsteht die Gelenkentzündung in der Regel an der Gelenkinnenhaut, breitet sich von dort aus und wird möglicherweise chronisch. Dies kann zu einer zunehmenden Zerstörung des Gelenkknorpels und des Knochens führen. Die entzündete Gelenkinnenhaut breitet sich mit einem aggressiv wachsenden Gewebe (dem sogenannten Pannus, siehe Seite 11) fast krebsartig über den Knorpel aus und wuchert in den Knochen hinein. Diesem Prozess kann man mit unterschiedlichen Behandlungsverfahren entgegenwirken. Eine besonders elegante Methode ist das Einspritzen von kurz wirkenden radioaktiven Substanzen in das betroffene Gelenk: die Radiosynoviorthese.

Durchführung Mit dieser lokal angewendeten Form einer Strahlentherapie soll die entzündete und wuchernde Gelenkinnenhaut quasi von innen heraus bestrahlt werden. Auf diese Weise versucht man die normalen Gelenkverhältnisse wiederherzustellen. Die Partikel der radioaktiven Substanz verteilen sich in der Gelenkflüssigkeit, legen sich auf die wuchernde Gelenkinnenhaut und bestrahlen die erkrankten Gelenkstrukturen auf engem Raum. Damit werden auch mikroskopisch kleine Räume erreicht.

Nach einer derartigen Strahlenbehandlung stirbt das entzündete, wuchernde Pannusgewebe ab und wird von körpereigenen Fresszellen, den Makrophagen, abgebaut. Während der Heilung bildet sich eine neue Auskleidung der Gelenkkapsel, die als Neosynovialmembran bezeichnet wird (von griech. neos = neu).

Eine spezielle Anwendung ist die Radiosynoviorthese im Anschluss an eine vorausgegangene operative Entfernung der Gelenkinnenhaut (Synovialektomie). Damit will man das Ergebnis dieses Eingriffs verbessern und dauerhaft sichern.

Das Gelenk muss nach der Radiosynoviorthese ein bis zwei Tage lang ruhig gestellt werden. Die Wirkung der Behandlung setzt erst nach einigen Wochen ein (je nach Gelenk etwa 2 bis 6 Monate nach der Behandlung). Je nachdem, um welches Gelenk es sich handelt, wird eine Nachuntersuchung zur Beurteilung der Wirksamkeit nach 3 bis 6 Monaten durchgeführt.

Eingesetzt wird die Radiosynoviorthese meist bei anhaltenden oder chronisch wiederkehrenden Symptomen, wobei man von einer Symptomdauer von etwa 6 Wochen ausgeht. Es muss jedoch sehr genau geprüft werden, ob diese Behandlungsform für das jeweilige Krankheitsbild geeignet ist. In der Regel versucht man vorher die Beschwerden mit Medikamenten bzw. Kortison zu lindern.

Die Methode ist umso einfacher durchzuführen, je größer das Gelenk ist und umso besser der Gelenkspalt für die Punktion zugänglich ist. Auch das technische Geschick und die Erfahrung des Anwenders sind wichtig. Gut geeignet ist insbesondere das Knie-, Schulter-, Ellenbogen-, Sprung- oder auch das Handgelenk.

> **!**
> Die Methode ist erfolgversprechend und wird zum Teil auch ambulant eingesetzt.

Wirkungen   Man hat Verbesserungen von bis zu 94 Prozent bei der Schmerzreduktion beobachtet, beim Rückgang der Gelenkschwellung bis zu 82 Prozent. Einige Langzeitstudien zeigten sogar eine anhaltende Wirksamkeit über Beobachtungszeiträume bis zu 36 Monaten.

!

Mehr Informationen im Internet unter www.rheuma-online.de/therapie/radiosynoviorthese

Die Entscheidung, ob eine Radiosynoviorthese erfolgversprechend ist, erfolgt optimalerweise in einer engen Zusammenarbeit zwischen dem Arzt, der den Patienten mit seinem Gelenkproblem üblicherweise betreut – z.B. Rheumatologe, Orthopäde oder Chirurg –, und einem auf die Durchführung der Radiosynoviorthese spezialisierten Nuklearmediziner (Arzt für Nuklearmedizin, also Arzt für Strahlendiagnostik und Strahlenheilkunde).

Bitte beachten
Wer sich einer Radiosynoviorthese unterzieht, sollte mindestens 20 Jahre alt sein. Bei einer bestehenden Schwangerschaft, in der Stillzeit oder bei einer Gelenkinfektion darf die Methode nicht eingesetzt werden.

Regelmäßige Bewegung hält die rheumatischen Beschwerden in Schach.

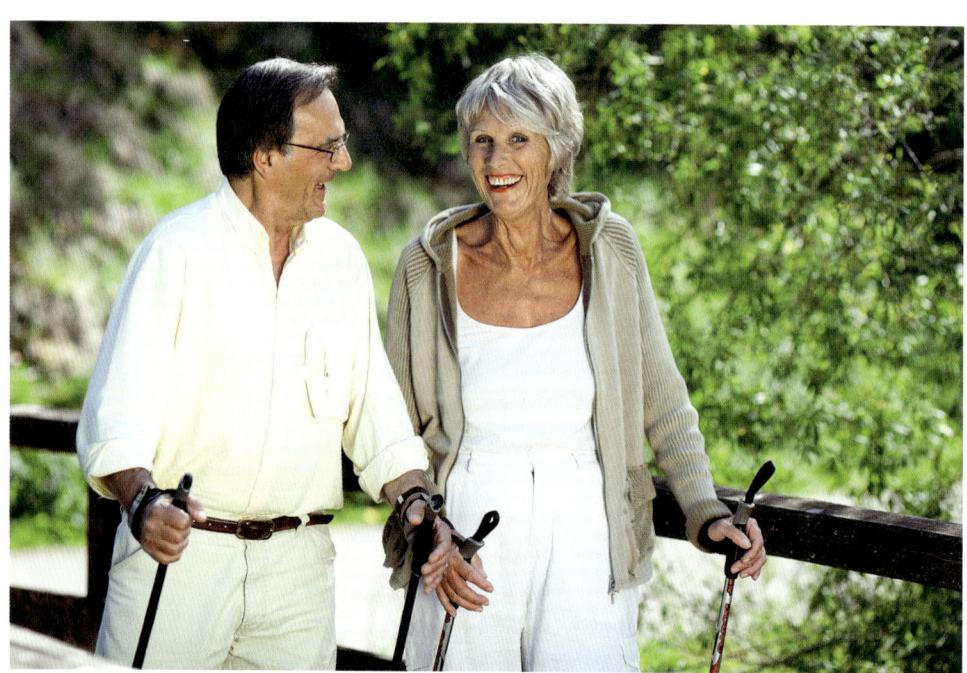

Bewegung, Bewegung, Bewegung!

Fast schon ist der Vorschlag selbstverständlich, da Bewegung offensichtlich für und gegen alles hilft, aber man muss es auch hier ausdrücklich sagen: Sport stärkt die allgemeine Fitness und führt im Körper zu zahlreichen positiven Effekten. Und regelmäßige sportliche Betätigung hält auch die rheumatische Erkrankung in Schach.

> **!**
> Keine Sorge: Sie sollen keine sportlichen Höchstleistungen erbringen, sondern durch gleichmäßige Bewegung Ihre Ausdauer verbessern.

    Dabei sind keine sportlichen Höchstleistungen gefragt, sondern das Gegenteil: Ausdauersportarten mit realistischem Schwierigkeitsgrad, bei denen die Dynamik mit gleichmäßigen, rhythmischen Bewegungen im Vordergrund steht.

    Mäßige körperliche Aktivität kurbelt den gesamten Stoffwechsel an. Bewegung vereinfacht das Abnehmen und hilft den Jo-Jo-Effekt zu vermeiden. Negativer Stress wird abgebaut und die Fähigkeit der Zelle, Blutzucker aufzunehmen, erhöht sich, der Insulinbedarf sinkt. Das kann Diabetes vorbeugen. Die Skelettmuskeln werden stärker durchblutet, Nerven und Muskeln arbeiten besser zusammen. Das verringert den Sauerstoffbedarf der Muskulatur. Das wiederum bedeutet weniger Arbeit fürs Herz. Bewegung ist also keine Belastung, sondern eine Entlastung. Und sie senkt das Risiko für Herz-Kreislauf-Erkrankungen um bis zu 50 Prozent.

Warum Bewegung für die Gelenke so wichtig ist

Bei einem Gelenk treffen zwei Knochen aufeinander, die durch Sehnen und Muskeln miteinander verbunden sind. Damit die Knochen geschützt sind, umhüllt sie innerhalb des Gelenks eine Knorpelschicht. Dadurch wird verhindert, dass die Knochen bei Bewegungen direkt aufeinanderreiben. Dieses Gelenk wird von der Gelenkkapsel umschlossen, die wiederum mit der Gelenkinnenhaut ausgekleidet ist. Für eine optimale Beweglichkeit ist Gelenkschmiere erforderlich, die sich im Gelenk befindet: die Ge-

!

Nur Gelenke, die regelmäßig bewegt werden, werden ausreichend mit Nährstoffen versorgt.

!

Schonung hilft leider überhaupt nicht.

lenkflüssigkeit oder Synovia. Gebildet wird diese Flüssigkeit von der Gelenkinnenhaut, der Synovialis. Die Knorpelschicht auf den Knochenenden hat selbst keine eigenen Blutgefäße, die sie mit Nährstoffen versorgen. Diese Aufgabe hat allein die Gelenkinnenhaut – und die kann sie nur erfüllen, wenn das Gelenk bewegt wird. Deshalb ist Bewegung so wichtig. Nur Gelenke, die regelmäßig bewegt werden, werden auch ausreichend mit Nährstoffen versorgt.

Werden – verständlicherweise – die kranken und schmerzenden Gelenke geschont und nicht beansprucht, verlieren sie mit der Zeit ihre Funktionstüchtigkeit. Deshalb ist Sport auch wichtig, um der zunehmenden Versteifung entgegenzuwirken. Durch die Bewegung wird der Knorpel besser mit Nährstoffen versorgt und vor weiterer Zerstörung geschützt. Egal, ob Sie in der Gruppe oder allein trainieren, wichtig ist die Regelmäßigkeit. Dies kann z. B. auch Wassergymnastik im warmen Wasser bedeuten. Auch Massagen können sinnvoll sein, wenn die Gelenke nicht entzündet sind.

Wassergymnastik trainiert die Gelenke auf besonders schonende Weise.

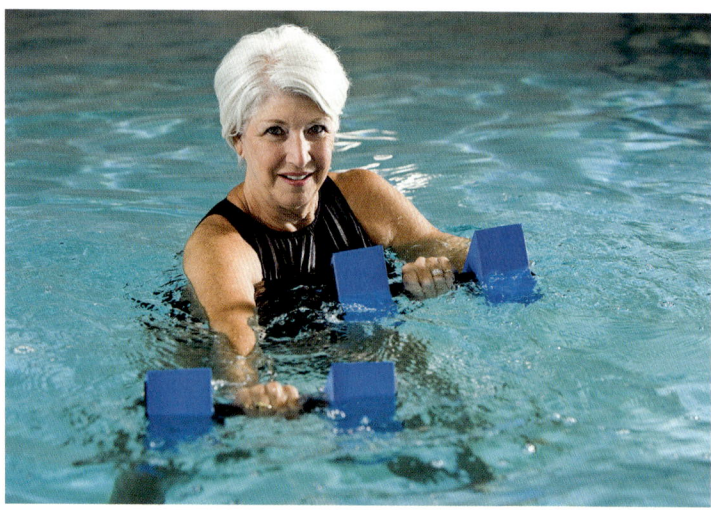

Geeignete Sportarten für Rheuma-Patienten

Gleichmäßige Bewegungen wie kontrolliertes Gehen, Wandern in der Ebene, Walking und Nordic Walking, Radfahren, Schwimmen, Tanzen oder Gymnastik – auch im Wasser –, Aerobic, Golf, Ballspiele, Joggen, Paddeln, Rudern, Skilanglauf, Reiten und medizinische Trainingstherapie helfen, die Gelenke in Schuss zu halten. Die Gelenke sollen bewegt, gleichzeitig aber nur gering belastet werden.

Bitte beachten

Sportarten, die bei Rheuma weniger geeignet sind

Sportarten mit großen Impulsbelastungen, z. B. Sprungbelastungen, extremen Bewegungen (vor allem Drehbewegungen) und abrupten Richtungsänderungen. Dazu zählen z. B. Tennis, Squash, Fuß-, Basket-, Hand- und Volleyball, Alpinski und Kampfsportarten wie Karate.

Im Auftrag der Rheuma-Liga Baden-Württemberg wurde **Walking** für Rheumakranke sogar vom Sportinstitut der Uni Karlsruhe wissenschaftlich untersucht. Die Untersuchung zeigte, dass nach einem 12-Wochen-Kurs die überwiegende Mehrheit der Teilnehmer positive Veränderungen und Leistungsfortschritte feststellten. Insbesondere die Leistungsschwachen profitierten vom Training. Etwa 50 Prozent der Teilnehmer verspürten nach dem Walken weniger Schmerzen. Hinzu kam, dass das gesellige Miteinander in der Gruppe, der regelmäßige Austausch und die Motivation durch Gleichgesinnte half, mit den Folgen und Einschränkungen der rheumatischen Krankheit besser zurechtzukommen.

!

Zum Walking bietet die Rheuma-Liga im Mediencenter ihrer Webseite den Flyer „Walking" an.

Allein oder in der Gruppe – Hauptsache aktiv

Ob Sie alleine trainieren oder in einer Gruppe: Wichtig ist, dass Sie die Bewegung gerne tun. Sie brauchen fürs Erste nicht einmal

> **!**
>
> Es ist wichtig, dass Sie die richtige Sportart für sich finden.

> **!**
>
> Training verbessert die Beweglichkeit und lindert rheumatische Schmerzen.

das Haus zu verlassen: Die Rheuma-Liga bietet eine Broschüre mit einfachen Übungen an, die Sie jederzeit zu Hause oder im Büro machen können. Diese Übungen mobilisieren den ganzen Körper und Sie können sie sooft Sie wollen wiederholen. Sie können sie sich aus dem Internet herunterladen (www.aktiv-gegen-rheumaschmerz.de) oder sich den Flyer bei der Rheuma-Liga bestellen (Adresse siehe Anhang).

Funktionstraining, Rehabilitationssport, Physiotherapie und vor allem langsame Sportarten verringern bei entzündlich rheumatischen Erkrankungen die Schmerzen, verbessern die Beweglichkeit und verhindern dauerhafte Fehlstellungen von Gelenken. Bewegungstherapien und Rehabilitation verbessern nicht nur die Lebensqualität, sondern vermindern auch Arbeitsausfälle, Frühberentung und Folgekosten. Obendrein haben sportlich aktive Rheuma-Patienten häufiger eine bessere Lebensqualität und fühlen sich rundum wohl.

Oft wissen Rheuma-Patienten mit Gelenkschmerzen nicht, wie viel und vor allem welcher Sport geeignet ist. Am besten lässt man sich im Rahmen einer Sport- und Physiotherapie vom Therapeuten geeignete Übungen zeigen und diese regelmäßig kontrollieren. Ideal ist ein Bewegungsprogramm, an dem man Spaß hat und das gut für die Gelenke ist. Selbstverständlich darf ein krankes Gelenk nicht belastet werden.

Rehasport   Ein guter Einstieg in geeignete dauerhafte sportliche Aktivitäten ist ein Funktionstraining oder eine Rehabilitationssport-Gruppe, wie sie Vereine und Selbsthilfegruppen wie die Rheuma-Liga anbieten. Im Idealfall verbindet man ein solches Training mit Informationen und Verhaltenstraining im Rahmen einer Rehabilitation. Reha-Zentren, die auf Rheuma-Patienten spezialisiert sind, verfügen über Erfahrung mit einer großen Zahl von Rheuma-Patienten und sind daher besonders geeignet.

Bitten Sie Ihren Arzt gegebenenfalls um eine Rehabilitation. Manche Rheumakliniken bieten auch die Ganzkörper-Kryotherapie an, dann können Sie gleichzeitig diese Heilmethode testen.

Das Sportprogramm sollte an die jeweilige Krankheitssituation angepasst werden. Ist z. B. nur die Hand betroffen, ist es besser, Fußball statt Basketball zu spielen. Sind viele Gelenke entzündet, bietet sich eine Bewegungstherapie in warmem Wasser an. Ganz allgemein sind Sportarten mit langsamen Bewegungsabläufen – wie etwa Nordic Walking – geeigneter, und die Trainingseinheiten sollten häufig und dafür kurz gewählt werden.

Leider dämpft Bewegung nicht unbedingt den Hunger und hilft nicht zwangsläufig dabei, schnell viele Pfunde zu verlieren. Aber Bewegung erhöht auf Dauer den Grundumsatz und verbessert die Kondition. Und: „Sport ist bei Rheuma in seiner positiven Wirkung auf die Muskulatur und damit auch auf Stabilität und Beweglichkeit der betroffenen Gelenke durch nichts zu ersetzen, hier stößt auch die medikamentöse Therapie an ihre Grenzen", betont der Rheumatologe Prof. Gert Hein von der Deutschen Gesellschaft für Rheumatologie.

Regelmäßige Bewegung verlangsamt das Fortschreiten der Erkrankung und trägt dazu bei, die Beweglichkeit und die Unabhängigkeit im Alltag zu erhalten. Nicht nur die Gelenke profitieren von regelmäßigem Sport, sondern auch der ganze Körper und das seelische Wohlbefinden. Sport kräftigt die Muskeln und verhindert Muskelschwund. Auf diese Weise wird die Gelenkführung verbessert. Eine stärkere Muskulatur schützt auch Gelenkstrukturen wie Bänder und Kapseln vor Überdehnung und Reißen. Das Risiko für neu auftretende Gelenkinstabilität wird reduziert.

!

Regelmäßiger Sport beugt einer erneuten Gelenkinstabilität vor.

Beachten Sie bei Ihren sportlichen Aktivitäten bitte Folgendes:

- Vor dem täglichen Übungsprogramm unbedingt ein paar Minuten lang aufwärmen.
- Nach jeder Übung eine Pause von einigen Sekunden einlegen.
- Besser täglich 5 bis 15 Minuten trainieren als einmal in der Woche eine Stunde.
- Die Dehnung und Spannung nur so lange halten, wie es ohne Schmerzen möglich ist.
- Schmerzen sollten nicht auftreten. Falls doch, sprechen Sie mit dem Arzt oder Physiotherapeuten, welche gelenkschonende Sportart für Sie besser ist.

Trainieren Sie schonend und gehen Sie nicht bis an Ihre Belastungsgrenze.

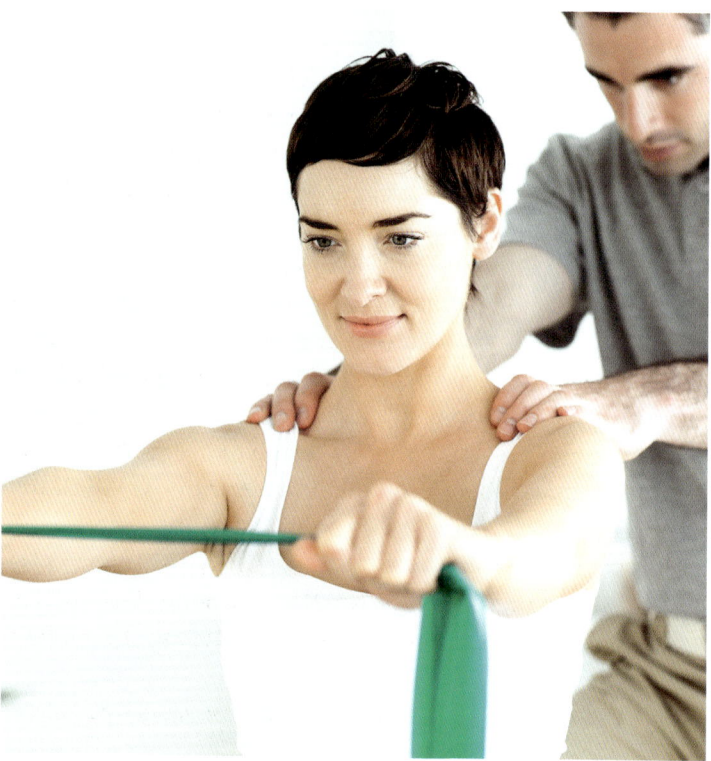

Stress, lass nach – wirksame Entspannungsverfahren

Man kennt inzwischen den Zusammenhang zwischen körperlicher und seelischer Überlastung und einem Erkrankungsschub. Eine seelische Stabilisierung trägt daher zu einem positiven Krankheitsverlauf bei. Entspannungstechniken können helfen, Medikamente einzusparen und die Lebensqualität entscheidend zu bessern. Anerkannte Techniken sind z. B. autogenes Training und Yoga, aber auch Progressive Muskelentspannung nach Jacobson, Meditation und Tai-Chi sind wirksam. Hier möchte ich Ihnen das autogene Training und Yoga vorstellen.

Autogenes Training – Ich bin ganz ruhig und entspannt

Autogenes Training funktioniert, indem man sich auf bestimmte Formeln konzentriert, die man sich vorsagt. Das Ziel ist, über eine zunehmende Muskelentspannung auch psychische Verspannungen zu lösen und dadurch körperliche Beschwerden zu lindern.

> **!**
>
> „Autogen" ist griechisch und bedeutet „selbst hervorgerufen".

Das Verfahren ist der Hypnose ähnlich, nur dass hier der Hypnotiseur der Anwender selbst ist (Selbstsuggestion). Durch passive Konzentration und Ausblenden äußerer Reize während des Trainings entsteht ein ebenso tiefer Entspannungszustand. Üblich ist ein Training im Sitzen, seltener auch im Liegen.

Man sollte das autogene Training an mindestens zwei Kursen zu jeweils 8 bis 12 Doppelstunden erlernen, in denen auch psychologische und medizinische Grundlagen vermittelt werden. Erlernt wird die Technik zumeist in der Gruppe. Manche Volkshochschulen und Kliniken bieten Kurse dazu an. Viele weitere Anbieter, wie Psychotherapeuten, Ärzte und Heilpraktiker, setzen sie ein.

Die Entspannungsmethode ist schrittweise aufgebaut und es gibt eine Unterstufe und eine Oberstufe.

Das Ziel der Unterstufe ist die Entspannung und ein Zustand der Ruhe, Schwere und Wärme. Sechs verschiedene Grundübungen werden trainiert und der Dozent gibt Beispiele für Formeln und Sätze, spricht sie beim Üben jedoch nicht. Es ist in jedem Fall sinnvoll, zu Hause weiterzutrainieren. Am besten übt man täglich und immer zur gleichen Tageszeit. Wenn man mithilfe der Grundübungen entspannt ist, kann man sich eine Formel vorsprechen, mit der ein persönliches Problem bewältigt werden soll.

Auch für die Oberstufe gibt es sechs Übungen. Dabei ist es vorteilhaft, begleitend einen Psychotherapeuten einzuschalten, der die entstehenden inneren Bilder mit dem Übenden bespricht.

Das Konzept des autogenen Trainings ist wissenschaftlich plausibel, allerdings ist regelmäßiges Üben erforderlich. Dann wird ein Rückkopplungsmechanismus geschaffen, der eine immer bessere Kontrolle unwillkürlicher Prozesse ermöglicht.

!

Erst das regelmäßige Üben bringt den Erfolg.

Yoga – Körper und Geist im Einklang

„Yoga" ist ein Wort aus der altindischen Gelehrtensprache Sanskrit und bedeutet so viel wie „Verbindung", „Vereinigung". Damit ist das Zusammenführen des individuellen Menschen mit dem geistigen Zentrum seiner Existenz gemeint.

Nach klassischem Verständnis ist Yoga ein spiritueller Weg, um sich einem übergeordneten – geistigen oder religiösen – Ziel anzunähern. Bei uns im Westen ist es im Wesentlichen eine Technik aus Körperhaltungen und Atemübungen. Das vorherrschende Ziel ist Entspannung und Stressabbau sowie die Harmonisierung von Körper und Seele. Hatha-Yoga betont die körperlichen Übungen.

Nicht nur Stressabbau, auch eine ausgewogene Ernährung, regelmäßige Bewegung sowie geistige und körperliche Entspannung gehören dazu. Positiv ist dabei die vertiefte Atmung, die die Versorgung des Körpers mit Sauerstoff verbessert. Das Konzept als Entspannungstechnik und Training für den Bewegungsapparat, für Koordination und Gleichgewicht gilt als wissenschaftlich plausibel. Yoga lenkt die Aufmerksamkeit durch die typischen Körperhaltungen und die Atemübungen auf die im Körper ablaufenden Prozesse und macht sie bewusst. Das, was man vor der Erkrankung als „automatisch" ansah, wird nun gezielt beeinflusst. Damit können sogar eingefahrene, negative Verhaltensweisen durch bessere ersetzt werden.

Gut für Rheuma-Patienten ist, dass durch Verharren in bestimmten Körperhaltungen das Gleichgewicht trainiert wird. Durch die Verringerung des Gehalts an Stresshormonen im Blut kommt es zu psychischer Entspannung. Bewusstes Atmen und konzentriertes Entspannen verändern die Blutversorgung im Gehirn. Die dadurch veränderte Gehirnaktivität kann man sogar über das EEG (= Elektroenzephalogramm, die aufgezeichnete Gehirnstromkurve) messen. Es tritt eine gesteigerte Wachheit ein.

!

Gut bei Rheuma: Das Gleichgewicht wird trainiert.

Nahezu jede Volkshochschule bietet Yoga-Kurse an. Außerdem gibt es immer mehr Yoga-Schulen und -Zentren. Manchmal bieten es auch Krankenkassen im Sinne eines vorbeugenden Gesundheitsschutzes an.

Normalerweise übt man Yoga in der Gruppe. Es gibt aber auch Einzelsitzungen. Und natürlich sollte man die Übungen auch regelmäßig zu Hause machen. Empfohlen wird, sich zweimal täglich 20 bis 30 Minuten seinen Yoga-Übungen zu widmen.

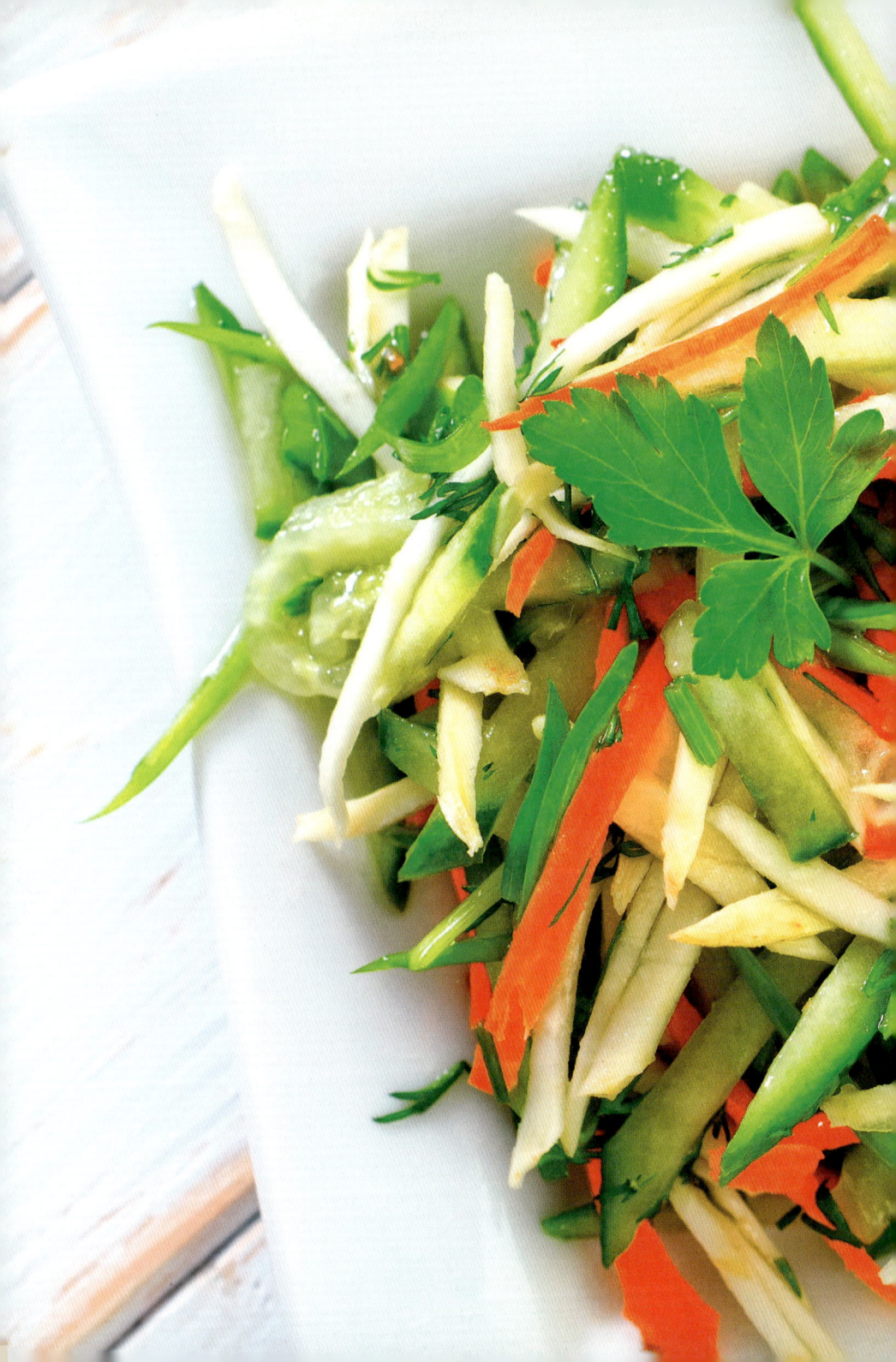

REZEPTE – LECKERE GERICHTE GEGEN RHEUMATISCHE BESCHWERDEN

EL = Esslöffel, 1 EL entspricht 5 ml
TL = Teelöffel, 1 TL entspricht 2 ml
TK = Tiefkühlware

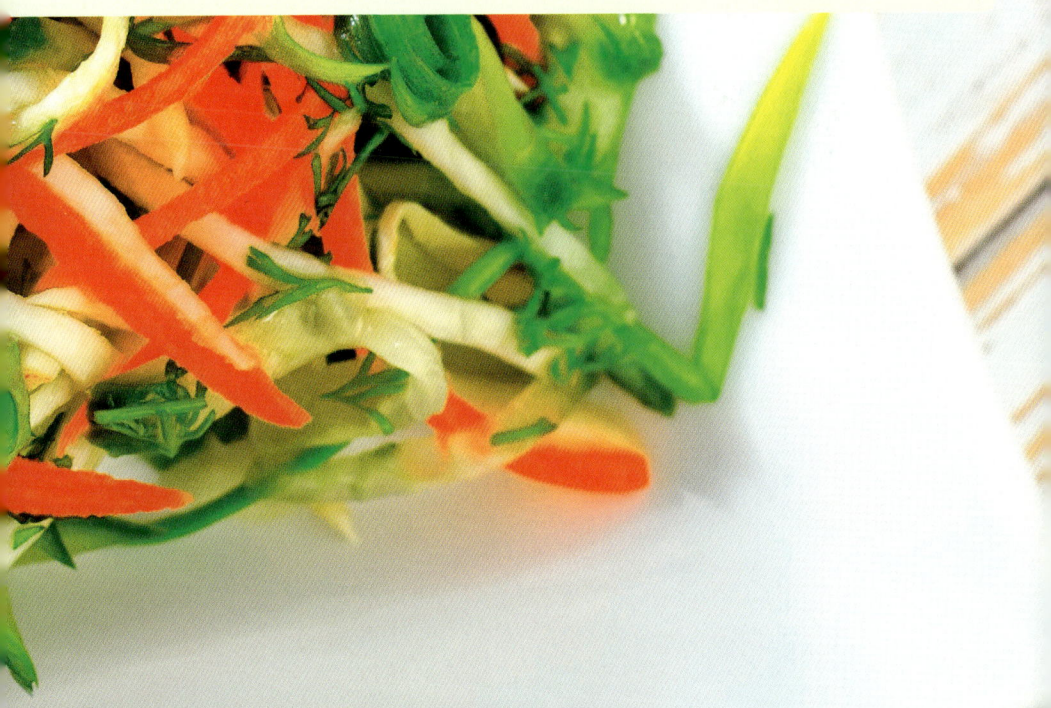

Fischsuppe nicht nur für die schlanke Linie

Für 1 Person

Arbeitszeit: 20–25 Minuten

Zutaten

1 Zwiebel, 1 Knoblauchzehe, zerkleinertes Selleriekraut, Petersilie und Schnittlauchröllchen, alternativ ½ Bund Suppengrün

250 g Tomaten

100 g Fischfilet (Lachs, Kabeljau oder Rotbarsch)

1 TL Olivenöl

1 gehäufter TL gekörnte Gemüsebrühe

etwas Currypulver

(Kräuter-)Salz, Pfeffer

1 EL Zitronensaft

1 EL saure Sahne

1 Scheibe Toastbrot

Zubereitung

1 Zwiebel sowie Knoblauch schälen und raspeln. Selleriekraut, Petersilie und Schnittlauchröllchen bzw. Suppengrün waschen und klein schneiden.

2 Tomaten waschen, vom Stielansatz befreien und klein schneiden. Fischfilet klein schneiden (evtl. auch später, wenn der Fisch weich gekocht ist).

3 Zwiebel und Knoblauch im Öl anbraten. Gemüsebrühe darüber verteilen und mit 200 ml Wasser aufgießen. Curry, Selleriekraut und Petersilie bzw. Suppengrün dazugeben und aufkochen.

4 Sobald die Suppe nicht mehr kocht, Tomaten und Fischfilet hinzufügen und etwa 2 Minuten ziehen lassen (nicht kochen).

5 Mit Salz, Pfeffer und Zitronensaft abschmecken. Sahne und Schnittlauch unterrühren.

6 Das Brot toasten und zur Suppe genießen.

Schlankheitssuppe à la Flemmer

Für 10 Portionen

Arbeitszeit: 60–75 Minuten, am Vorabend einweichen

Zutaten

250 g Sojabohnen (Trockenware, alternativ andere Hülsenfrüchte wie Kichererbsen oder Linsen)

6 lange Frühlingszwiebeln oder 1–2 Stangen Lauch

ca. 500 g Tomaten

1 kleiner Weißkohl

2 grüne Paprika

50 g Sellerie oder Staudensellerie

300 g Möhren

250 g Zwiebeln

3 mittlere Zehen Knoblauch

1 TL Olivenöl

6 EL gehäufte fertige Gemüsebrühe

Curry, Kurkuma, (Kräuter-)Salz, Pfeffer und andere Gewürze nach Geschmack

reichlich Schnittlauch

Zubereitung

1   Am Vorabend Sojabohnen in Wasser einweichen. Gut mit Wasser bedecken, ergeben etwa 1 Liter Volumen!

2   Am nächsten Tag Einweichwasser wegschütten, Sojabohnen mit Wasser abspülen und mit etwa der doppelten Menge Wasser in einen Schnellkochtopf geben, verschließen und hochheizen. Sobald das Gefäß dicht ist, kann der Herd ausgeschaltet werden. Die Bohnen sind dann bissfest, sollten aber in dieser Form noch nicht gegessen werden. Gefäßinhalt abkühlen lassen, die Bohnen mit dem Wasser können dann weiterverarbeitet werden.

3   Das Gemüse waschen, putzen und in kleine Stücke schneiden. Zwiebel und Knoblauch schälen, klein schneiden oder raspeln, dann in einem großen Topf mit dem Öl anbraten. Weißkohlschnitzel ebenfalls anbraten. Mit dem Kochwasser der Bohnen aufgießen und Gemüsebrühe sowie das klein geschnittene Gemüse und die Sojabohnen hinzugeben.

4   Aufkochen und 10–15 Minuten bei niedriger Hitze garen. Mit den Gewürzen abschmecken. Schnittlauch waschen, in feine Röllchen schneiden und darüberstreuen.

Genießen nach Lust und Laune: Die Suppe ist sehr kalorienarm. Von ihr kann man nahezu essen, so viel man will. Wenn Sie wenig Zeit haben, können Sie auf vorgefertigte Gemüsemischungen zurückgreifen. Sehr gut schmeckt z. B. eine Mischung aus Mais, Erbsen, Möhren und Blumenkohl. Tomaten müssen nicht unbedingt dabei sein. Kreieren Sie nach Belieben Ihre eigene Suppe!

Tomaten-Paprika-Salat

Für 1 Person

Arbeitszeit: 10–15 Minuten

Zutaten

1 Zwiebel

1 kleine Knoblauchzehe

1 größere Tomate (ca. 150 g)

½ rote Paprikaschote (ca. 150 g)

1 TL Weizenkeimöl

Jodsalz, Pfeffer

Obstessig

Zubereitung

1 Zwiebel und Knoblauch schälen und in Ringe bzw. klein schneiden. Tomate und Paprikaschote waschen, putzen, vom Stielansatz befreien, Paprika zusätzlich von Kernen und weißen Rippen, in feine Streifen bzw. Tomate in Scheiben schneiden.

2 Alles miteinander mischen, Öl zugeben und mit den Gewürzen sowie Essig abschmecken.

Tipp: Der Salat sollte sofort gegessen werden, um das Vitamin C zu erhalten. Er ist die ideale Beilage zu eisenreichen pflanzlichen Gerichten (z. B. mit Hülsenfrüchten).

Ratatouille

Für 3–4 Personen

Arbeitszeit: 30 Minuten

Zutaten

2 Zwiebeln (ca. 120–150 g)

2 Knoblauchzehen

1 kleine Zucchini (ca. 500 g)

1 rote und 1 grüne Paprika (ca. 500 g)

½ EL Öl zum Anbraten

Kräutersalz, Pfeffer, frischer Thymian

gekörnte Gemüsebrühe zum Würzen

4 Tomaten (ca. 400 g)

ca. 100 g geriebener oder gewürfelter Käse (z. B. Pizzakäse, Emmentaler, Gouda)

Zubereitung

1 Zwiebeln und Knoblauch schälen und klein schneiden. Zucchini waschen, putzen und in Scheiben schneiden. Paprika waschen, Kerne und weiße Pflanzenteile entfernen, in Streifen schneiden.

2 Zwiebel und Knoblauch im Öl andünsten. Zucchini und Paprika dazugeben und einige Minuten dünsten. Mit Kräutersalz, Pfeffer und Gemüsebrühe würzen.

3 Tomaten waschen, in Würfel oder Scheiben schneiden und kurz mitdünsten. Thymian zufügen. Käse unterheben und schmelzen lassen.

Lauch-Fisch-Pfanne

Für 3 Personen

Arbeitszeit: 30 Minuten

Zutaten

500 g Rotbarsch- oder Seelachsfilet

1 EL Zitronensaft

250 g Lauch

1 EL Olivenöl

Salz, Pfeffer

1 EL Senf

100 g saure Sahne (10 % Fett)

Zubereitung

1 Fischfilet kurz waschen, trocken tupfen und in zwei Finger breite Streifen schneiden. Zitronensaft über den Fisch träufeln, Fisch zur Seite stellen.

2 Lauch waschen, putzen und in Ringe schneiden. Öl in einer Deckelpfanne erhitzen und den Lauch darin andünsten. Den Fisch zugeben, mit Salz und Pfeffer würzen. Zugedeckt 5 Minuten bei milder Hitze dünsten.

3 In der Zwischenzeit den Senf und die Sahne verquirlen und über den Fisch gießen, alles vorsichtig mischen, ohne dass der Fisch zerfällt. 5 Minuten schmoren lassen, abschmecken und genießen.

Tipp: Dazu passt Reis und Salat.

Seefisch in Kapernsauce

Für 2 Personen

Arbeitszeit: 10–15 Minuten

Zutaten

300 g Fischfilet (Seelachs, Scholle, Rotbarsch oder anderer Meeresfisch, TK oder frisch)

Salz, Pfeffer

wenig Bratöl

Saft von ½ Zitrone

4 EL Sauerrahm

2 EL Kapern

Zubereitung

1 Fisch waschen, aufgetauten Fisch ebenfalls waschen und Gefrierwasser verwerfen, mit Salz und Pfeffer würzen. In Fett bei kleiner Hitze pro Seite etwa eine halbe Minute bzw. 2 oder 3 Minuten (je nach Dicke des Filets und Fischart) dünsten. Fisch aus der Pfanne nehmen und warm stellen.

2 Zum Pfannensud Zitronensaft und Sauerrahm geben, Kapern unterrühren und das Ganze erhitzen. Kapernsauce über den Fisch verteilen.

Tipp: Dazu passen Pell- oder andere Kartoffeln und Salat der Saison.

Gebratenes Rotbarschfilet mit Quarksauce

Für 2 Personen

Arbeitszeit: 25–30 Minuten

Zutaten

3 Scheiben Knäckebrot

400 g Rotbarschfilet (alternativ Kabeljau, Lachs, TK oder frisch)

2 EL Zitronensaft

Salz, Pfeffer

1 EL Olivenöl

1–2 milchsauer vergorene Dillgurken (zur Not Essiggurken)

1 mittlere Zwiebel

1 kleine Knoblauchzehe

100 g Magerquark

2 EL saure Sahne oder Crème fraîche

2 TL Kapern

Zubereitung

1 Knäckebrot fein zerkrümeln. Frischen oder aufgetauten Fisch waschen, mit Zitronensaft beträufeln und mit Salz und Pfeffer würzen.

2 Den Fisch im Knäckebrot wenden und im Öl pro Seite etwa 3 Minuten bei kleiner bis mittlerer Hitze dünsten.

3 Inzwischen Dillgurken würfeln. Zwiebel und Knoblauch schälen und zerkleinern. Quark mit saurer Sahne, Gurke, Knoblauch, Zwiebel und Kapern mischen, mit Salz und Pfeffer abschmecken.

Tipp: Der gebratene Fisch schmeckt hervorragend zu Pell- oder Ofenkartoffeln und grünem Salat. Alternativ kann man den Fisch auch grillen: Fisch waschen, mit Kräutersalz auf beiden Seiten würzen, in eine feuerfeste Form legen und ca. 5 Minuten grillen oder bei 250 °C backen. Das spart Kalorien.

Couscous-Plinsen mit Schnittlauch

Für 2 Personen

Arbeitszeit: 25–30 Minuten

Zutaten

100 g Couscous (1 Tasse)

gekörnte Gemüsebrühe

1 Karotte

1 kleine geraspelte Zwiebel

1 kleine Knoblauchzehe

1 Bund Schnittlauch

Liebstöckel

1 Ei

Curry und Pfeffer zum Abschmecken

Olivenöl zum Ausbraten

Zubereitung

1 200 ml Wasser aufkochen, gekörnte Gemüsebrühe darin auflösen, Couscous einrühren, Herdplatte ausschalten und 20 Minuten ziehen lassen.

2 Inzwischen Karotte waschen, schadhafte Stellen entfernen, raspeln. Zwiebel und Knoblauch schälen, ebenfalls raspeln. Schnittlauch waschen und in feine Röllchen schneiden. Liebstöckel waschen, die Blättchen abzupfen und fein hacken. Couscous, Gemüse und Kräuter mit dem Ei mischen, würzen und abschmecken.

3 Aus der Masse kleine Häufchen formen und auf beiden Seiten im Öl ausbraten.

Tipp: Die Plinsen schmecken auch kalt sehr gut; man kann sie als Brötchen- oder Brotbelag für Picknicks oder als Brotzeit in die Arbeit mitnehmen.

Spaghetti
mit Paprikasauce

Für 3 Personen

Arbeitszeit: 30 Minuten

Zutaten

½ Sellerieknolle (ca. 400 g, Sauce schmeckt ohne Sellerie nicht halb so gut!)

1–2 Zwiebeln

2–4 Knoblauchzehen

½ EL Olivenöl

1 gehäufter EL gekörnte Gemüsebrühe

½ TL Thymian

ca. 1 ½ TL Oregano

3 rote Paprikaschoten

ca. 350–400 g Spaghetti aus Hartweizengrieß

Salz nach Geschmack

Pfeffer

2 EL Zitronensaft

Zubereitung

1 Sellerieknolle schälen und in Würfel schneiden. Zwiebeln und Knoblauch schälen und fein hacken.

2 Das Öl erhitzen und das Zwiebelgemisch darin anbraten. Selleriewürfel zugeben, Gemüsebrühe sowie die restlichen Kräuter zugeben und mitdünsten (mit ca. 250 ml Wasser aufgießen).

3 Die Paprikaschoten von Kernen und Stielen befreien und in Würfel schneiden, zu dem Selleriegemisch hinzugeben und das Ganze 10–15 Minuten bei kleiner Hitze garen, bis die Paprikastücke weich sind.

4 Inzwischen die Spaghetti in reichlich Salzwasser nach Packungsanweisung bissfest garen.

5 Gemüse pürieren und mit Zitronensaft, Salz und Pfeffer abschmecken. Nochmals aufkochen und dann ca. 15 Minuten stehen lassen. Eventuell mit Salz, Pfeffer und Zitronensaft nachwürzen.

Tipp: Dazu passt grüner Salat.
Noch besser schmeckt die Sauce, wenn man sie erst am nächsten Tag zu Pasta serviert.

Spaghetti vegetarisch alla bolognese

Für 4 Personen

Arbeitszeit: 30–40 Minuten

Zutaten

100 g Soja-Granulat (erhältlich im Naturkost-laden oder Reformhaus)

200 ml gekörnte Gemüsebrühe

1 Zwiebel

1–2 Knoblauchzehen

400 g frische Tomaten

200 g frische Champignons

2 EL Olivenöl

150 g Tomatenmark

1 EL Essig

1 Prise Zucker

Oregano oder Thymian

Rosmarin

Kräuter der Provence nach Geschmack

50 ml Sauerrahm

Zubereitung

1 Soja-Granulat in Gemüsebrühe ca. 10 Minuten einweichen.

2 Inzwischen Zwiebel und Knoblauch schälen und fein schneiden. Tomaten waschen, vom Stielansatz befreien und achteln. Pilze säubern, schadhafte Stellen entfernen, in Scheiben schneiden.

3 Zwiebelgemisch in Öl leicht andünsten. Soja und Tomaten unterrühren, 10 Minuten dünsten. Pilze zugeben und nochmals einige Minuten dünsten.

4 Tomatenmark, Zucker und Essig unterrühren, mit den Gewürzen abschmecken. Nochmals ca. 10 Minuten gar dünsten und eventuell nachwürzen.

Tipp: Dazu passen Vollkorn- oder Sojanudeln und grüner Salat.

Die Sauce schmeckt am besten, wenn sie erst am nächsten Tag gegessen wird. Sie eignet sich auch hervorragend zum Einfrieren.

Geröstete Kokosflocken

Menge nach Bedarf

Zutaten

etwas Bratöl

Kokosflocken (Menge nach Bedarf)

Zucker oder Honig

Zubereitung

Öl in einer Pfanne erhitzen, Kokosflocken darin rösten, Zucker oder Honig darübergeben und etwas karamellisieren lassen.

Tipp: Die Kokosflocken können mit den Fingern gegessen werden. Sie eignen sich hervorragend, wenn Gäste auf das Essen warten oder einfach zwischendurch als köstlicher Snack.

Die Flocken sind ein guter Ersatz für Kartoffelchips, schmeckt mindestens so gut, sind – je nach Fettverwendung – kalorienärmer und liefern wertvolles Selen.

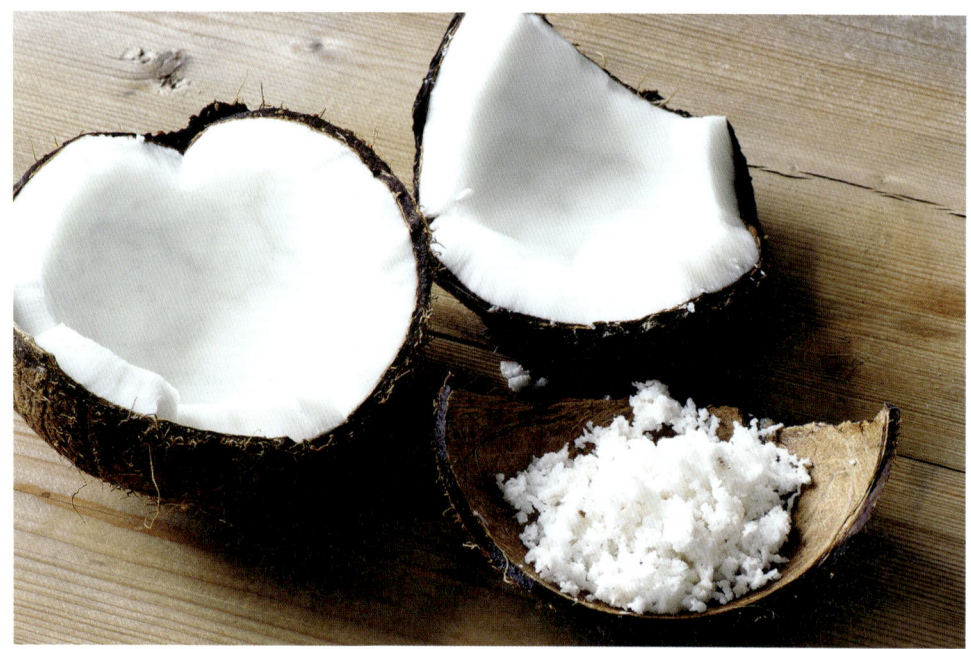

Apfel-Biskuittorte mit Kokosraspel

Für 12 Stücke

Arbeitszeit: 60–90 Minuten, je nach Größe und Zustand der Äpfel

Zutaten

2 Eier

80 g Zucker

1 TL Bio-Vanillezucker

60 g Mehl

1 Päckchen Vanillepudding

1 TL Backpulver

1 Prise Jodsalz

abgeriebene Schale von ½ Zitrone

1 EL Rapsöl zum Einfetten

1 kg Äpfel (evtl. gemischt mit Apfelmus)

200 ml Fruchtsaft zum Ankochen der Äpfel

150 g Zucker

1 gehäufter TL Agar-Agar

250 ml Fruchtsaft für den Guss (z. B. Pfirsich- oder Apfelsaft)

100 g Kokosraspel

Zubereitung

1   Eier trennen, Eiweiß sehr steif schlagen und beiseite stellen.

2   Eigelb mit dem Zucker und Vanillezucker schaumig rühren, Mehl, Vanillepudding, Backpulver, Salz und Zitronenschale unterrühren. Eiweiß vorsichtig unterheben.

3   Den Teig in eine mit eingefettetem Backpapier ausgelegte Kuchenform (26 cm Durchmesser) füllen. Den Biskuit 18–20 Minuten bei 175 °C backen. Anschließend den Kuchen aus der Form lösen, Backpapier entfernen, den Kuchen wieder in die Form zurückgeben und auskühlen lassen, bis die Apfelfüllung fertig ist.

4   Inzwischen Äpfel waschen, Kerngehäuse entfernen, Fruchtfleisch klein schneiden. Eine Tasse Fruchtsaft in einen Topf geben, Zucker und zerkleinerte Äpfel zugeben und Früchte darin einige Minuten weich kochen. Agar-Agar darüber verteilen, unterrühren und aufkochen lassen.

5   Kokosraspel unterrühren, die Mischung auf den Biskuit in der Kuchenform geben und erkalten lassen.

Tipp: Die Torte liefert reichlich gesundes Selen.

ANHANG

Lexikon

Alkaloide: Vorwiegend gesundheitsschädliche, stickstoffhaltige Verbindungen zumeist pflanzlicher Herkunft, zu denen auch Rausch- und Heilmittel gehören. Auch Nikotin ist ein Alkaloid.

Antioxidantien: Schutzstoffe, welche die chemische Reaktion mit Sauerstoff hemmen.

Arachidonsäure: Eine mehrfach ungesättigte Fettsäure, die nur in tierischen Organismen vorkommt. Aus Arachidonsäure bildet der Körper Eikosanoide.

DAB-Qualität (Arzneibuchqualität oder Ph. Eur.): Garantiert einen ausreichenden Wirkstoffgehalt von Arzneipflanzen infolge von Tests und Prüfungen in der Apotheke oder durch spezielle Untersuchungslaboratorien. So darf Kamillentee in Arzneibuchqualität nur Blütenköpfchen mit wenig Blütenstängeln enthalten. Die getrocknete Arzneipflanze muss einen Gehalt von mindestens 0,4 Prozent ätherischem Öl und mindestens 0,25 Prozent Apigenin-7-glukosid (wirksames Flavonoid) enthalten. Arzneipflanzen in DAB-Qualität gibt es in der Apotheke oder im Reformhaus.

Eikosanoide: Hormonähnliche Substanzen, die als Immunmodulatoren und Botenstoffe wirken. Sie sind an entzündlichen Prozessen im Körper beteiligt.

Enzyme: Eiweißverbindungen, die die zahlreichen biochemischen Prozesse im Körper in eine vorteilhafte Richtung lenken.

Freie Radikale: Sehr reaktionsfreudige, aggressive, instabile Sauerstoffmoleküle, die in gesunden Zellen Entartung, Funktionsverlust und Entzündungsreaktionen hervorrufen können. Sie werden zum Teil im Körper selbst gebildet, z. B. bei Stress, und zum Teil von außen zugeführt, z. B. über Tabakrauch, bestimmte Arzneimittel oder Umweltgifte.

Homocystein: Ein Stoffwechsel-Zwischenprodukt, das beim Abbau der essenziellen Aminosäure Methionin entsteht.

Liniment: Eine mehr oder weniger salbenartige Mischung, welche zur Einreibung (von *lat.* linere = schmieren) dient und meist aus fetten Ölen mit reizenden oder aromatischen Stoffen hergestellt wird. Das flüchtige Liniment (Linimentum ammoniatum volatile) ist weiß, rahmartig dickflüssig und wird durch Zusammenschütteln von Provenceöl mit Ammoniaklösung erhalten. Mit einem Zusatz von Kampfer heißt es flüchtiges Kampferliniment (L. ammoniato-camphoratum).

Nichtsteroidale Antirheumatika (NSAR): Auch nichtsteroidale Antiphlogistika. Schmerzmittel mit entzündungshemmender Wirkung, die auch in der Rheumatherapie eingesetzt werden.

Ödembildung: In den Zellzwischenräumen sammelt sich Körperflüssigkeit an.

Sekundäre Pflanzenstoffe: Eine Fülle sehr unterschiedlicher Verbindungen, die nur in sehr geringen Konzentrationen (maximal bis zu einigen Gewichtsprozenten aller Inhaltsstoffe, den Wassergehalt bereits abgezogen), und nur in Pflanzen (Ausnahme Milch) vorkommen, beim Menschen eine medizinische Wirkung ausüben und Bestandteil zahlreicher Arzneimittel sind. Nehmen wir sie nicht zu uns, führt dies nicht zu akuten Mangelerscheinungen, aber es erhöht sich nach gängiger wissenschaftlicher Meinung langfristig das Risiko, bestimmte Krebsformen zu entwickeln. Es gibt mehr als 30.000 verschiedene sekundäre Pflanzenstoffe. Davon kennen wir vermutlich etwa 40 Prozent.

Hilfreiche Adressen

Bundesverband zur Förderung und Unterstützung rheumatologisch erkrankter Kinder und deren Familien e. V.
Westtor 7
48324 Sendenhorst
Telefon: 02526 3001175
E-Mail:
familienbuero@kinderrheuma.com
www.kinderrheuma.com

Deutsche Gesellschaft für Rheumatologie e. V.
Köpenicker Straße 48/49, Aufgang A
10179 Berlin
Telefon: 030 24048470
E-Mail: info@dgrh.de
www@dgrh.de

Deutsche Rheuma-Liga Bundesverband e. V.
Maximilianstraße 14
53111 Bonn
Telefon: 0228 766060
E-Mail: bv@rheuma-liga.de
www.@rheuma-liga.de
Auf der Homepage finden Sie z. B. den empfehlenswerten Basiskurs „Was ist Rheuma?", der Ihnen die erforderlichen Kenntnisse rund um die Krankheit und die eingesetzten Medikamente verschafft.

Rheuma-Hilfswerk Deutschland e. V.
Hauptstraße 55
51491 Overath
Telefon: 02206 6255

rheuma-online
Mühlenstraße 117
40668 Meerbusch
E-Mail: info@rheuma-online.de
www. rheuma-online.de

Österreich

Österreichische Rheumaliga
Dorfstraße 4
5762 Maria Alm
Telefon: +43(0)699 15541679
www.rheumaliga.at

http://rheuma-selbst-hilfe.at
Eine private Initiative; rheumatologische
Selbsthilfe-Plattform von Patienten für
Patienten im Internet.

Schweiz

Rheumaliga Schweiz
Josefstrasse 92
8005 Zürich
Telefon: +41(0)44 4874000
E-Mail: info@rheumaliga.ch
www.rheumaliga.ch

Bezugsquelle für Regenwaldpflanzen

Oro Verde s r.o. (GmbH)
Telefon: + 42(0) 271 735548
E-Mail: info@oroverde.cz
www.oroverde.cz

Register

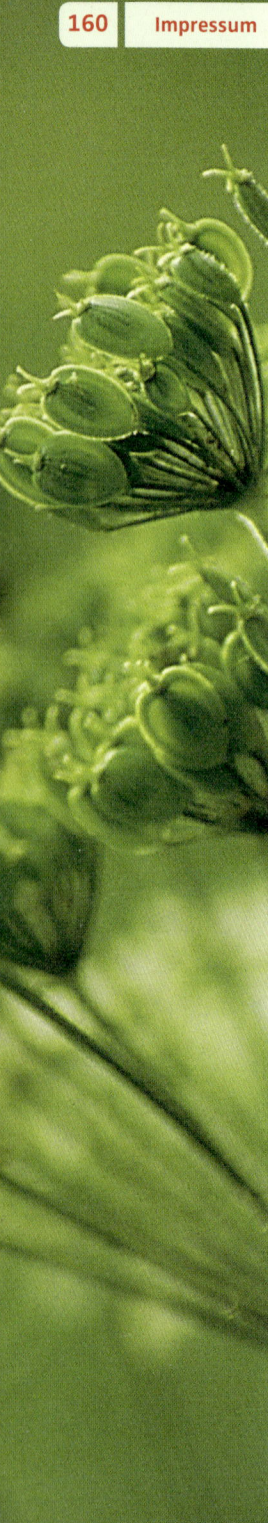

Bibliografische Information der Deutschen Nationalbibliothek
Die Deutsche Nationalbibliothek verzeichnet diese Publikation in der
deutschen Nationalbibliografie; detaillierte bibliografische Daten sind im
Internet über http://dnb.ddb.de/ abrufbar.

978-3-89993-876-0 (Print)

978-3-8426-8686-1 (PDF)

978-3-8426-8687-8 (EPUB)

Fotos:
Titelfoto: GettyImages
123rf.com: Piotr Marcinski: 6/7; Olena Afanasova: 28/29; Alex Bramwell:
37; Yana Gayvoronskaya: 142/143;
Fotolia.com: Marianne Mayer: 1; Liv Friis-larsen: 2/3; Andrea Wilhelm: 4;
Udo Kroener: 23; Barbara Pheby: 39; Sarsmis: 53; Andrey Khrobostov: 69;
Sterneleben: 75; Fooddesign: 79; Unpict: 82/83; Kurhan: 108/109;
Contrastwerkstatt: 132; kali9: 134; WavebreakmediaMicro: 138;
Cirquedesprit: 152; Nmelnychuk: 159
iStockphoto.com: mediaphotos: 25; rtyree: 27; stocksnapper: 63
MEV: 160

2. Auflage
© 2013, 2015 Schlütersche Verlagsgesellschaft mbH & Co. KG
Hans-Böckler-Allee 7, 30173 Hannover
www.schluetersche.de

Lektorat: Angelika Lenz, Steinheim a. d. Murr
Covergestaltung: Kerker + Baum Büro für Gestaltung, Hannover
Innengestaltung: Groothuis, Lohfert, Consorten, Hamburg
Satz: Die Feder Konzeption vor dem Druck GmbH, Wetzlar
Druck und Bindung: Werbedruck GmbH Horst Schreckhase, Spangenberg
Hergestellt in Deutschland.